Yoga gegen Haltungsschäden und Rückenschmerzen

Alois Raab

Yoga gegen Haltungsschäden und Rückenschmerzen

Überarbeitete und neugestaltete Auflage

FALKEN

Im FALKEN Verlag sind zum Thema Yoga folgende Titel erschienen:
»Gesundheit und Spannkraft durch Yoga« (Nr. 321)
»Aktiv-Yoga« (Nr. 709)
»Yoga für Schwangere« (Nr. 777)
»Yoga für Jeden« (Nr. 341)
»Yoga – Weg zur Harmonie« (Nr. 4417)
»Gesundheit und Spannkraft durch Yoga« (Nr. 321)

CIP-Titelaufnahme der Deutschen Bibliothek

Raab, Alois:
Yoga gegen Haltungsschäden und Rückenschmerzen / Alois Raab. – Überarb. u. neugest. Aufl. – Niedernhausen/Ts.: FALKEN, 1989
(FALKEN Bücherei)
ISBN 3-8068-0394-3

ISBN 3 8068 0394 3

Umschlaggestaltung: Zembsch' Werkstatt, München
Titelbild und Fotos: Fotostudio Schmidt, Kaufbeuren
Zeichnungen: Gerhard Scholz, Dornburg

Satz: LibroSatz, Kriftel bei Frankfurt
Druck: Neuwieder Verlagsgesellschaft mbH, Neuwied

18039477X161 514 131 211

Inhalt

Vorwort

Schon wieder ein neues Yoga-Buch? – Ja und Nein! Auf völlig neue Weise wird im folgenden ein Yoga-Teilgebiet behandelt: die Krokodil-Übungen. Schon dadurch unterscheidet sich das Buch deutlich von den üblichen Yoga-Büchern. Es wird also weder versucht, den geistigen Hintergrund des Yoga zu erklären, noch sollen die klassischen Stellungen (Asanas) dargestellt werden. Warum aber ein Buch speziell über Krokodil-Übungen? Weil es seinem Sinn nach vor allem ein Buch für Rückenbeschwerden bzw. Haltungsschäden sein soll, bei denen diese Übungen sowohl vorbeugend als auch heilend außerordentliche Erfolge erzielen können.

Mit Yoga-Übungen gegen Rückenbeschwerden!

Menschen mit Rückenbeschwerden beziehen aus den üblichen Yoga-Büchern oft keine Hilfe, weil die darin behandelten klassischen Stellungen ihrer Natur nach fast immer Endergebnisse jahrelanger Übung sind. Sind sie schon bei einem relativ gesunden Anfänger oder einem etwas älteren Übenden häufig mit unüberwindlichen Schwierigkeiten verbunden, so gilt das erst recht für Menschen, die an Beschwerden leiden: Sie wagen aus Angst vor Schmerzen solche Asanas selbst dann nicht, wenn sie an sich von deren Nützlichkeit überzeugt sind. Grundlegend anders verhält es sich mit Krokodil-Übungen: Sie können, von einigen akut-entzündlichen Krankheitsbildern abgesehen, auch bei Beschwerden gefahrlos geübt werden und stellen eine wirksame Hilfe dar. Außerdem bilden sie eine ideale Grundlage für alle, die nachfolgend gern die schwierigeren klassischen Yoga-Übungen beherrschen lernen möchten. Unter diesem Aspekt sind Krokodil-Übungen also auch Vor- bzw. Vorausübungen, die zu den eigentlichen Asanas erst hinführen. Das sollten vor allem jene Menschen aller Altersstufen bedenken, die – wie viele im Westen – bereits Zuflucht zu Yoga gesucht haben und nach manchen Versuchen aus verschiedenen Gründen zweifelten, ob sie je solche schwierigen Stellungen zustande bringen würden. Für sie können die Krokodil-Übungen das Tor sein, um den Zugang zum klassischen Yoga-Programm eines Tages doch noch zu finden. Krokodil-Übungen sind auch in der Krankengymnastik oder Heilbehandlung sinnvoll.

Einmal gelernt, können sie überall und jederzeit ohne Hilfestellung praktiziert werden.
Gelegentlich taucht das Argument auf: Wozu denn solche Rückenübungen? Schwimmen kann doch die gleiche Wirkung erzielen! – Das stimmt nicht ganz. Zweifellos vollführt man beim Schwimmen die besten »gymnastischen« Übungen, unterstützt von der Wirkung des Wassers (das vielfach chlorierte oder aufbereitete Wasser ist allerdings nicht als ideales Heilwasser zu betrachten). Sicher können auch bestimmte Symptome oder gewisse Schwächen mittels Schwimmen behoben oder gemindert werden, vor allem wenn – wie bei Unterwassermassage – ein Krankengymnast zur Verfügung steht. Normalerweise wird aber die Wirbelsäule beim Schwimmen stärker belastet als allgemein angenommen. Brustschwimmen beeinflußt zum Beispiel ein Hohlkreuz eher negativ als positiv, und Nacken- und Schultermuskulatur verspannen sich. Außerdem spielt das Körpergewicht eine Rolle. Dennoch ist Schwimmen gesund. Es wirkt jedoch anders als die Krokodil-Übungen.
Abschließend ein Wort zum Leistungssport: Es ist hinreichend bekannt, welche Bedeutung ihm zugemessen wird. Betrachtet man ihn jedoch einmal unter dem Gesichtspunkt der Volksgesundheit oder sogar der Zivilisationsschäden, taucht zumindest die Frage auf, ob der Leistungssport eigentlich auch gesundheitsfördernd ist und was in dieser Hinsicht überhaupt von den verantwortlichen Institutionen (Bund oder Länder) geleistet wird. Während für Schulen und Vereine kostspielige Sportplätze und Geräte angeschafft werden, wird für wirklich gesundheitsfördernde Körperkultur so gut wie nichts getan. Mag für viele der sportliche Wettkampf aus mancherlei Gründen wichtig sein: Es gibt genauso viele Kinder, Jugendliche und Erwachsene, denen eine andere Art der körperlichen Ertüchtigung mehr zusagt und sie vermutlich auch mehr fördern würde. Gerade in Kindergärten und Schulen läßt sich das leicht feststellen.
Meine umfassenden Erfahrungen im Turnunterricht und mit Yoga-Kursen, vor allem für Kinder, haben ergeben, daß speziell die Krokodil-Übungen von allen gleichermaßen begeistert ausgeführt werden. Zudem benötigen Turnlehrer oder Kindergärtnerinnen dafür keine besondere Ausbildung.
Ich habe die Krokodil-Übungen neben anderen zum Teil bei Dev Murti gelernt, einem vor Jahren im Westen täti-

gen Inder. Im Verlauf meiner zwanzigjährigen Praxis wurden sie jedoch systematisch zu einem Komplex erweitert, auf dem ein entsprechendes Trainingsprogramm aufgebaut werden konnte. Es bildet die Grundlage dieses Buches.

Yoga – die Harmonie von Körper, Seele und Geist

Der Hatha-Yoga ist eine uralte, aus Indien stammende Lebensweisheit, die auf dem Zusammenspiel von Körper, Seele und Geist beruht.

Das Wort Hatha hat seinen Ursprung im altindischen Sanskrit und setzt sich zusammen aus ha = die Sonne und tha = der Mond, die Symbole für das männliche und das weibliche Prinzip der menschlichen Psyche und gleichzeitig die Symbole für die positiven und negativen Energieströme im menschlichen Körper. Yoga bedeutet im ursprünglichen Sinne »Anschirren« oder »Anjochen«, aber auch »Verbindung, Vereinigung«. So meint Hatha-Yoga zum einen die Verbindung bzw. Vereinigung des männlichen und weiblichen Prinzips und der positiven und negativen Energieströme des Menschen, um zu einer gesunden, tragfähigen Ganzheit zu kommen. Zum anderen meint er eine geistige Selbstdisziplin, die in dem »Anschirren« der Gedanken im Sinn einer Gedankenberuhigung, die zur Gelassenheit führt, besteht.

Geistige Selbstdisziplin führt zu innerer Gelassenheit

Wenn wir also Hatha-Yoga praktizieren, und die Krokodil-Übungen sind ja ein Teil dessen bzw. führen dahin, müssen wir uns bewußt machen, daß Körper, Geist und Seele in engem Zusammenhang stehen.

Das bedeutet, daß die Übungen, die wir mit dem Körper ausführen, auch unsere Gedanken und Gefühle beeinflussen und daß, umgekehrt, Gedanken und Gefühle auf den Körper einwirken. Deutlich wird dies bei Redewen-

Körper, Seele und Geist – eine sich gegenseitig beeinflussende Einheit

dungen wie zum Beispiel: »Es schlägt mir auf den Magen«, »Da läuft mir die Galle über«, »Das geht an die Nieren« etc., die besagen, wie sich unser psychisches Befinden körperlich niederschlägt.
Für unsere Übungspraxis heißt dies, daß wir während des Übens mit unseren Gedanken die Haltungen verfolgen und auf den Atem achten, kurz, ganz auf unseren Körper konzentriert sind. Nur so können die Übungen ihre ganze heilsame Kapazität entfalten. Wir trainieren damit unser Körperbewußtsein, das uns in die Lage versetzt, eventuelle Fehlhaltungen, Haltungsschwächen oder Spannungen schneller zu bemerken und zu korrigieren bzw. aufzulösen.
Besonders während der Tiefenentspannung ist ohne das gedankliche Loslassen von Sorgen und Problemen oder Spannungen jeglicher Art keine wirkliche körperliche Entspannung denkbar. Deshalb ist die Tiefenentspannung eine Übung, die erst langsam gelernt und häufig geübt werden muß (s. Kapitel über die Tiefenentspannung Seite 31).

Der Zustand der Wirbelsäule ist entscheidend für die Gesundheit

Die Wirbelsäule spielt im Hatha-Yoga eine zentrale Rolle. Ihre Gesunderhaltung gilt als Grundlage für körperliches und geistiges Wohlbefinden, da sie das Rückenmark enthält, das mit dem Gehirn das zentrale Nervensystem bildet, von dem ein großer Teil unserer körperlich-geistigen Gesundheit abhängt. Zusätzlich wird die Wirbelsäule von zwei Nervensträngen eingerahmt: Es ist das sympathische Nervensystem, das mit den inneren Organen in Verbindung steht und einen Teil der vegetativen Vorgänge unseres Körpers steuert, zum Beispiel Atmung, Verdauung, Kreislauf und Herzschlag (s. Kapitel über Rückenschmerzen und ihre Ursachen Seite 12).
So wird über ein Training der Wirbelsäule der gesamte Körper positiv beeinflußt: Die Knochen werden gefestigt, Bänder und Sehnen werden elastisch. Die inneren Organe werden stärker durchblutet und die Nerven gestärkt, was sich wiederum positiv und heilsam auf unser seelisch-geistiges Gleichgewicht auswirkt.

Betrachtungen rund um die Wirbelsäule

Bau der Wirbelsäule

Die Wirbelsäule besteht aus 34 Wirbeln, wovon 5 zum Kreuzbein verschmolzen sind. Im Verlauf des Wachstums wird sie durch ständige Gleichgewichtsübungen zu einem federnden Träger, fähig, bis zu einem gewissen Grad nach allen Richtungen hin nachzugeben und auszuweichen.
Von den 34 Wirbeln sind 24 beweglich: 7 Hals-, 12 Brust- und 5 Lendenwirbel. 9 bis 10 Wirbel stehen fest: 5 Kreuzbein- und 4–5 Schwanzwirbel (der fossile Rest der Tierwirbelsäule). Die Wirbelsäule kann als normal bezeichnet werden, wenn sie im Hals-, Brust- und Lendenabschnitt gleich flach gekrümmt zum Lot erscheint.
Die einzelnen Wirbel sind durch Bandscheiben, elastische Zwischenwirbelscheiben, die aus einem Gallertkern bestehen und von Fasermassen umgeben sind, miteinander verbunden. Sie bestimmen zusammen mit den zahlreichen kleinen Gelenken die Beweglichkeit der Wirbelsäule, die von einem umfangreichen Band- und Muskelapparat begleitet wird, der die Wirbelsäule schützt und bewegt. Dadurch entsteht ein biegsames, S-förmiges Gefüge, das in besonderer Weise geeignet ist, das Körpergewicht abzufangen, auf die Beine zu übertragen und sowohl Drehungen als auch Biegungen auszugleichen.

Der schwache Punkt

Der schwache Punkt der Wirbelsäule befindet sich dort, wo der letzte, frei bewegliche Lendenwirbel mit dem unbeweglichen Kreuzbein zusammentrifft. An dieser Stelle besitzt die Wirbelsäule einen scharfen, nach vorne gerichteten Knick, der als Promontorium (Vorsprung) bezeichnet wird. Hier treten die meisten Skelettverbildungen und am häufigsten Bandscheibenschäden auf, weil der größte Teil des Körpergewichts auf dieser Stelle lastet und das Gewicht von den Lendenwirbeln nur sehr ungünstig auf das abgeknickte Kreuzbein und das Becken übertragen wird. Durch den ständigen Druck ist die Wirbelsäule an dieser Stelle oft überlastet und daher gefährdet.

Die Wirbelsäule, großartig konstruiert, aber mit Tücken

Die Überbelastung teilt sich von hier aus den umliegenden oder entfernten Körperregionen schließlich in verschiedenen Krankheitsformen mit. Hier wird – nach dem Wort eines Fachmanns – der größte Tribut für das Geschenk des aufrechten Gangs gezahlt.
Zweifellos haben allein aufgrund dieser anatomischen Beschaffenheit auch frühere Generationen an Wirbelsäulenerkrankungen gelitten. Grobe Skelettverbildungen waren aus bestimmten Gründen sogar häufiger als heute. Die schleichenden Degenerationsschäden an der Wirbelsäule mit ihren verhängnisvollen Folgen sind allerdings ein Phänomen der neueren Zeit – der Preis für ein »künstliches« Leben, das bei hartem Pflaster und harten Schuhen beginnt, sich durch falsche Ernährung fortsetzt und bei allzu weichen Betten endet. Allerdings hat die vor einigen Jahren einsetzende Aufklärung bewirkt, daß sich wenigstens die sogenannten Bandscheiben-Matratzen immer mehr durchsetzen.

Rückenschmerzen und ihre möglichen Ursachen

Es gibt so viele verschiedene Ursachen von Rückenschmerzen, daß es den Rahmen dieses Buches sprengen würde, sie alle aufzuführen und zu beschreiben. Deshalb ist auf alle schweren Krankheiten der Wirbelsäule, wie zum Beispiel Knochenkrebs, Knochentuberkulose, Erweichung und Verkalkung des Knochengewebes etc., verzichtet worden.
Ebenso wurde von Beschwerden, die durch Unfall- oder Sportverletzungen entstanden sind, wie zum Beispiel Prellungen, Zerrungen, Verstauchungen oder traumatische Verletzungen des Rückens, die zuerst einmal absoluter Ruhe bedürfen, abgesehen.

Bei jeder Art von Rückenleiden, das nicht eindeutig geklärt ist, muß ein Arzt aufgesucht werden, um die Ursache festzustellen. Wie schon erwähnt, gibt es bestimmte Krankheiten, die zuerst einmal völlige Ruhe erfordern, zum Beispiel ein akuter rheumatischer Schub.

Wir wollen als erste Gruppe die Rückenschmerzen betrachten, die ihren Ursprung im Rücken haben und die teilweise wieder zu neuen Rückenschmerzen führen, indem sie schmerzhafte Fehlhaltungen der Wirbelsäule hervorrufen.

Rückenschmerzen können durch eine Muskel- und Bänderschwäche bedingt sein. Muskeln und Bänder haben für die Wirbelsäule eine Haltefunktion. Die Rücken- und Bauchmuskeln tragen dazu bei, daß die Wirbelsäule ihre S-förmige Krümmung, ihre federnde Spannung behält. Wenn die Muskeln zu schwach und unterentwickelt sind, sackt die Wirbelsäule gewissermaßen durch, was Schmerzen verursacht.

Muskeln und Bänder stabilisieren die Wirbelsäule

Ähnlich verhält es sich bei zu schwachen Bändern, die die Last der Wirbelsäule, die zwischen ihnen »aufgehängt« ist, nicht tragen können. Auch hier kann die Wirbelsäule ihre gesunde Haltung nur schwer und nur durch eine ständige Überanspruchung der Rückenmuskulatur aufrechterhalten, was wiederum zu Schmerzen und Verspannungen der Muskeln führen muß. Oder sie weicht, um Schmerzen zu vermeiden, in eine Fehlhaltung aus, die über kurz oder lang zu Verschleißerscheinungen und damit wieder zu Schmerzen führt. Hinzu kommt, daß schwache Muskeln und Bänder schneller reißen oder zu Zerrungen neigen, die durch übermäßigen Zug oder extreme, hastige Bewegungen verursacht werden.

Bandscheiben – die Stoßdämpfer der Wirbelsäule

Auch ein Bandscheibenvorfall kann zu Rückenschmerzen führen. Die Bandscheiben verleihen der Wirbelsäule ihre Beweglichkeit. Es sind, wie schon erwähnt, elastische Zwischenwirbelscheiben, die verhindern, daß die einzelnen Wirbel sich aneinander reiben. Man spricht von sogenannten »Puffern«, die es der Wirbelsäule ermöglichen, sich in jede Richtung zu biegen und zu drehen. Durch eine ruckartige Bewegung oder eine plötzliche Anstrengung, auf die die Wirbelsäule nicht vorbereitet ist, kann eine dieser abfedernden Scheiben aus ihrer ursprünglichen Lage herausrutschen und dadurch Druck auf die umliegenden Nerven ausüben, was zu heftigen Schmerzen und Bewegungseinschränkung bis hin zu völliger Bewegungsunfähigkeit führen kann. Auch der

Ischiasschmerz kann unter anderem hierin seine Ursache haben. Bandscheibenschäden treten vor allem dann auf, wenn der Zustand der Wirbelsäule im allgemeinen schlecht ist.

Im akuten Stadium ist absolute Ruhe erforderlich. Hier kann die Fähigkeit zu wirklicher Entspannung, wie sie in der Tiefenentspannung erlernt werden kann (s. Kapitel über die Tiefenentspannung Seite 31) sehr hilfreich sein. Der Bandscheibenvorfall bedarf ärztlicher Behandlung. Nach Abklingen der akuten Beschwerden helfen die Krokodil-Übungen dabei, die Wirbelsäule und die Rückenmuskulatur zu stärken und das Bandscheibengewebe zu massieren und zu kräftigen, um einer Wiederholung des Leidens vorzubeugen.

Ein weiterer Grund für Rückenschmerzen können Fehlhaltungen der Wirbelsäule sein. Jede Abweichung von der leichten S-förmigen Krümmung der Wirbelsäule, sei es eine Aufhebung wie beim Flachrücken oder Rundrücken oder eine Übertreibung wie beim Hohlkreuz (s. Abbildung 4 Seite 19), bedeutet eine Fehlhaltung der Wirbelsäule, die chronische Schmerzen hervorrufen kann.

Fehlhaltungen der Wirbelsäule haben körperliche und seelische Ursachen

Fehlhaltungen sind meist durch eine Haltungsschwäche bedingt, die ihre Ursache häufig in einer Muskel- und Bänderschwäche hat. Auch schlechte Haltungsgewohnheiten, die unter anderem durch falsches Schuhwerk (zu hohe oder auch zu flache Schuhe), Knick- oder Senkfüße, zu weiche oder zu harte Betten, die dem Rücken keinen Halt bieten, oder schlechte, dem Rückgrat nicht angepaßte Sitzgelegenheiten entstehen, können zu Fehlhaltungen führen.

Aber auch »seelische Fehlhaltungen« nehmen in der äußeren Haltung des Menschen Form an. Man denke zum Beispiel an das übertrieben forsche: »Brust raus, Bauch rein«, das mit einer starren, verspannten Rücken- und Bauchmuskulatur und einer nicht minder verhärteten Geisteshaltung einhergeht. Oder man denke im Gegensatz dazu an die extreme Haltungsschwäche des passiven, resignativen Menschen mit einer schlaffen Muskulatur, der sich im wahrsten Sinne des Wortes »hängen« läßt und innerlich wie äußerlich »in sich zusammensackt«. Wir sehen hier wieder, wie eng Körper und Seele miteinander verknüpft sind und daß Arbeit am Körper auch Arbeit an der Psyche bedeutet sowie umgekehrt. Damit kommen wir zu den psychosomatisch bedingten

Rückenschmerzen. Es handelt sich dabei um Beschwerden, die durch vorwiegend seelisch-emotionalen Streß, traumatische Kindheitserlebnisse oder sonstige, nicht verarbeitete Erlebnisse und Ereignisse hervorgerufen werden.

Streß schlägt sich im Rücken und Nacken nieder

All diese Faktoren hinterlassen ihre Spuren nicht nur in unserer Psyche, sondern auch in unserem Körper, und zwar vorwiegend im Rücken. Besonders stark reagieren Nacken und oberer Rücken auf unverarbeiteten seelischen Streß. Man denke an Redewendungen wie »die Angst im Nacken«, oder »Nackenschläge«. Die Muskelpartien im Nacken und entlang der Wirbelsäule ziehen sich zusammen und verhärten. Es entsteht eine sogenannte Muskelpanzerung, die zu einer Dauerverspannung und -verhärtung führt, was früher oder später starke Schmerzen verursacht und eine Unbeweglichkeit des gesamten Rückens zur Folge haben kann. Neben dem körperlichen Training und dem Erlernen der Tiefenentspannung kann hier eine begleitende Psychotherapie hilfreich sein.

Rückenschmerzen können auch durch Verschleißprozesse an der Wirbelsäule (Arthrosen) zustande kommen. Sie entstehen vorwiegend durch das Mißverhältnis zwischen mechanischer Belastung und Widerstandsfähigkeit der Wirbelsäule, d. h. die Ursache des Verschleißprozesses resultiert im wesentlichen aus vielen Faktoren, die schon erwähnt wurden. Man denke an Muskel- und Bänderschwäche, die verschiedenen Fehlhaltungen, die alle eine einseitige Belastung mehrerer Wirbelpartien bewirken, was einen schnelleren Verschleiß eben dieser Partien zur Folge hat.

Auch Fehlstellungen einzelner Wirbel innerhalb der Wirbelsäule, zum Beispiel Abweichungen eines Wirbels zur Seite oder ein durch die Druckbelastung bedingtes Abgleiten eines Wirbels nach vorne, führen zu raschen Verschleißerscheinungen.

Defekte »Stoßdämpfer« führen zu Verschleißerscheinungen

Natürlich trägt auch die Abnutzung des Bandscheibengewebes in starker Form zu den Verschleißerscheinungen der Wirbelsäule bei, da bei abgenutzten Bandscheiben die Wirbel aneinander reiben, was sich durch Schmerzen und Bewegungseinschränkungen bemerkbar macht.

Durch ausreichende Bewegung, Vermeidung der schon erwähnten Fehlhaltungen und bewußte Ernährung kann ein frühzeitiger Verschleiß der Wirbelsäule vermieden werden.

Bei fortgeschrittenen Verschleißerscheinungen dagegen, wie sie vorwiegend bei älteren Menschen auftreten, muß die Bewegung gezielt und direkt und nur auf Anraten des Arztes erfolgen. Hier bieten sich gerade die leichteren Krokodil-Übungen in idealer Weise an. Richtige Atmung und die Fähigkeit, sich zu entspannen, helfen zusätzlich, die Beschwerden zu lindern.

Rheumatische Beschwerden an der Wirbelsäule äußern sich in Steifheit und Schmerzen vorwiegend der Muskeln, Sehnen und Bänder. Sie können vielfältige Ursachen haben. Die wesentlichen sind Kälte- und Feuchtigkeitseinwirkungen, Überanstrengung und Übermüdung der Muskeln, Übersäuerung des Körpers durch falsche Ernährung und chronisch entzündliche Herde im Körper, zum Beispiel Zähne, Mandeln, Nieren, Blase, Eierstöcke. Auch hier ist auf eine richtige, eiweißarme Ernährung, ausreichend Bewegung, sofern die Schmerzen nicht zu heftig sind oder es sich um einen akuten Rheumaschub handelt, zu achten. Jede Überanstrengung und Überforderung der Kräfte ist zu meiden. Auch jede Art von Wärme und Durchblutung tut dem rheumatischen Rücken gut, wobei auch hier das akut-entzündliche Rheuma, das sich durch Schwellung, Hitze und Rötung der befallenen Körperpartien bemerkbar macht, ausgenommen werden muß.

Bei Erkrankungen innerer Organe reagiert die Wirbelsäule oft mit

Zu der zweiten Gruppe von Rückenschmerzen gehören die Beschwerden, die mit Organleiden zusammenhängen. Die Wirbelsäule wird in der modernen Medizin auch als Reaktionsfeld erkrankter Organe angesehen. Das wird einsichtig, wenn man bedenkt, daß die inneren Organe durch Nervenstränge mit der Wirbelsäule verbunden sind. Vor allem bei folgenden Erkrankungen sollte auch an die Wirbelsäule gedacht werden: Kopf- und Armsymptome, Neuralgien, Brustbeschwerden, Magen- und Verdauungsstörungen und Durchblutungsstörungen. Solche und andere Krankheiten können durch Wirbelsäulenschäden bedingt sein, müssen es aber nicht.

Andererseits können Rückenschmerzen aber ihre Ursache auch in Organerkrankungen haben, zum Beispiel bei einer Nieren- oder Lebererkrankung, Eierstockentzündung oder einem Gebärmuttervorfall.

Da alle akut-entzündlichen Krankheiten zuerst einmal absolute Ruhe brauchen, ist vor einem Training der Wirbelsäule ärztlicher Rat einzuholen.

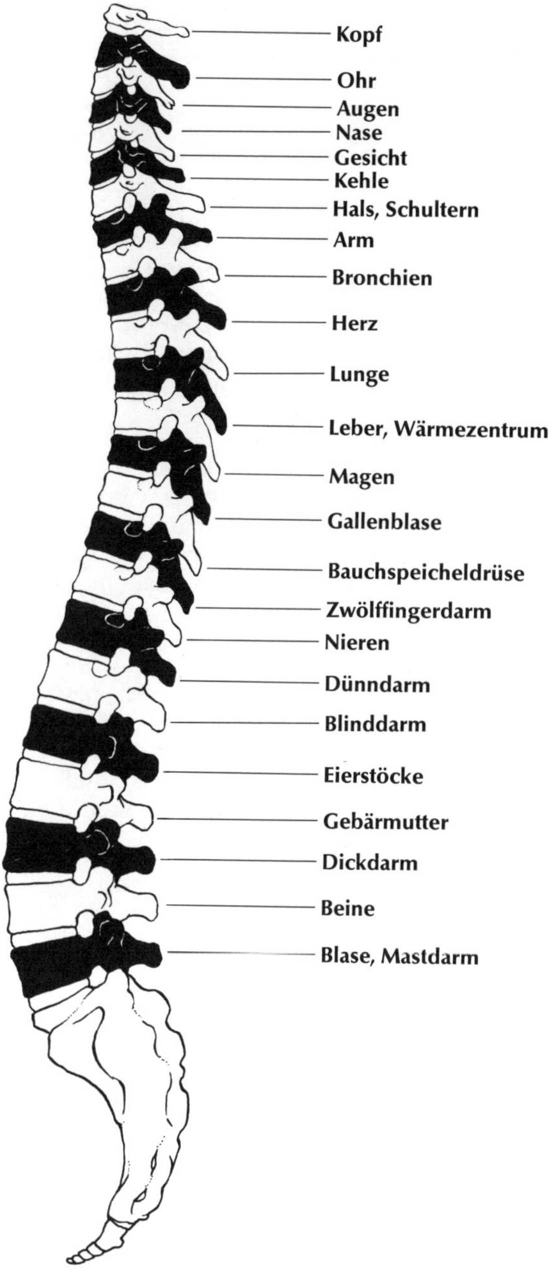

1) Die Wirbelsäule als Reaktionsfeld erkrankter Organe

Stellungen der Wirbelsäule

Einige unserer Abbildungen zeigen, daß eine gesunde Wirbelsäule relativ gerade verläuft (s. Abb. 6–8 Seite 20). Erst Haltungsfehler oder Überbeanspruchung führen allmählich zu Deformationen, die wiederum Fehlhaltungen nach sich ziehen (s. Abb. 2–5 Seite 19). Wenn Schmerzen auftreten, beugt oder biegt der Leidende seine Wirbelsäule, bis er eine Stellung gefunden hat, die ihm weniger oder keine Schmerzen bereitet und dann oft stundenlang beibehalten wird; die Körperintelligenz wird zu falschen Reaktionen veranlaßt, die den Schaden auf die Dauer noch vergrößern.
Jeder Mensch sollte sich klarmachen, wie wichtig es ist, gerade die Wirbelsäule gesund zu erhalten: Sie ist das Tragegerüst für den aufrecht gehenden, stehenden oder sitzenden Menschen. Läßt die Tragefähigkeit nach, werden ihre schwachen Punkte spürbar. Die Anlage dazu ist meist angeboren, muß aber, wenn ihr entgegengewirkt wird, nicht zu Erkrankungen führen.

Schmerzen in der Wirbelsäule sind ein Alarmsignal

Treten Schmerzen auf, ist das ein Alarmsignal. Spätestens jetzt muß ein gezieltes Programm aufgestellt werden, um den entstandenen Schaden zu heilen oder wenigstens zu bessern. Meistens führen nur Ausdauer und Geduld zum Ziel. Die Abbildungen im folgenden Kapitel verdeutlichen, welche Stellungen von der Wirbelsäule bei verschiedenen Bewegungen eingenommen werden.

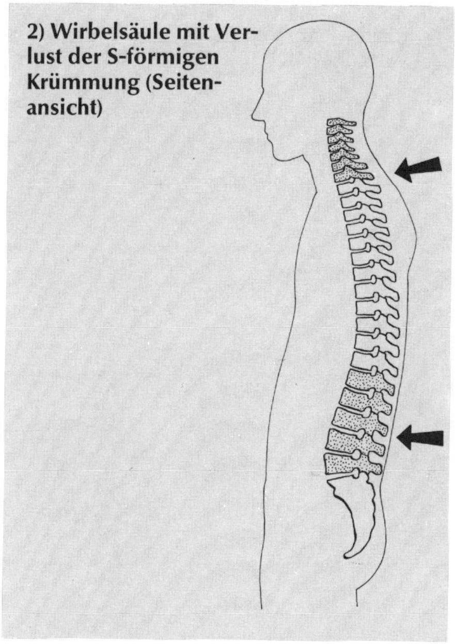

2) Wirbelsäule mit Verlust der S-förmigen Krümmung (Seitenansicht)

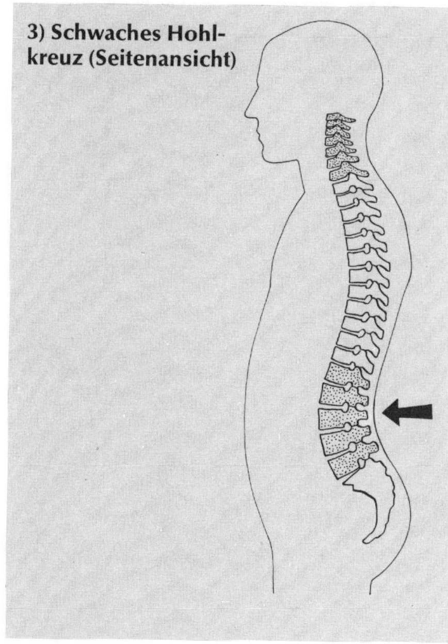

3) Schwaches Hohlkreuz (Seitenansicht)

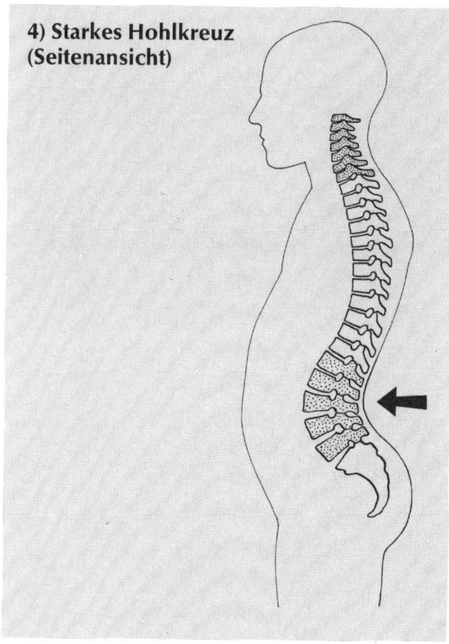

4) Starkes Hohlkreuz (Seitenansicht)

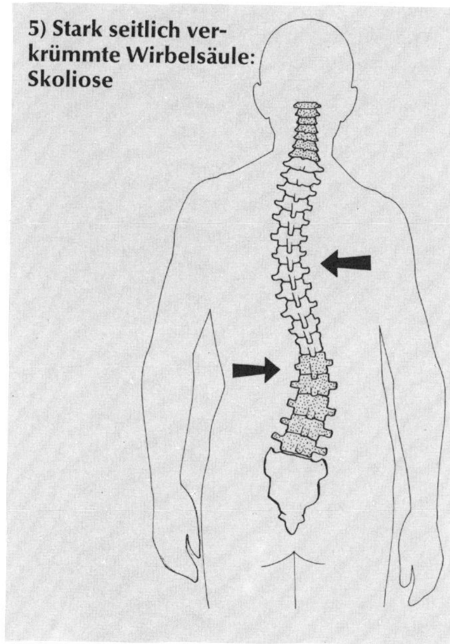

5) Stark seitlich verkrümmte Wirbelsäule: Skoliose

6) Vorderansicht einer gesunden Wirbelsäule

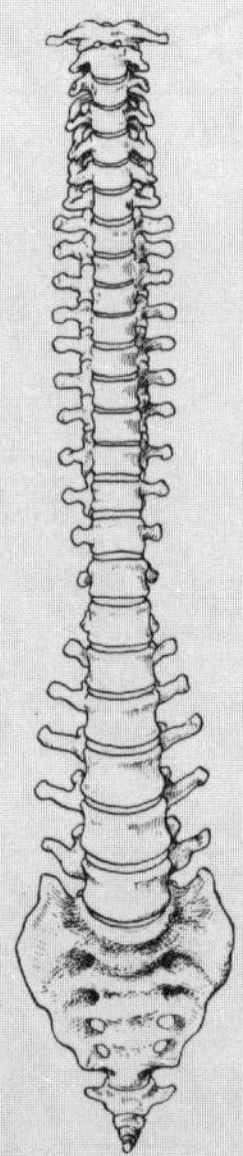

7) Rückansicht einer gesunden Wirbelsäule

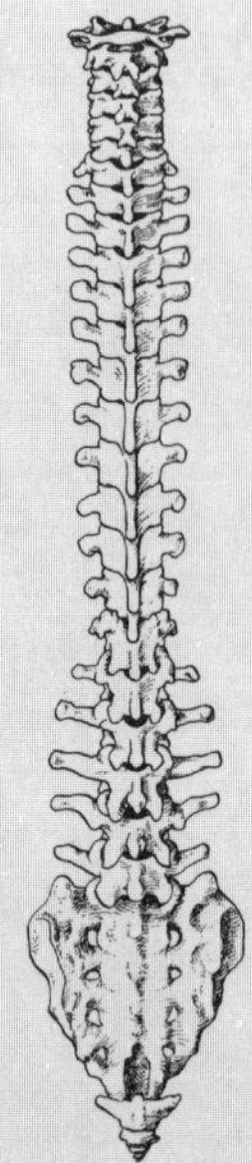

8) Seitenansicht einer gesunden Wirbelsäule

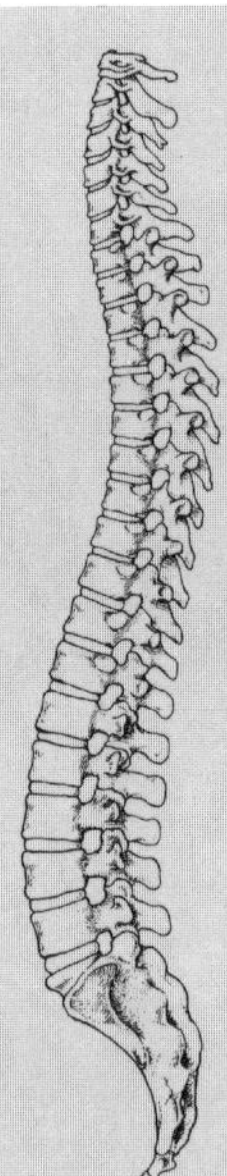

Einführung in das Übungsprogramm

Krokodil-Übungen sind ein Spezialgebiet, das selbständig – also unabhängig von einem Yoga-Übungsprogramm – bestehen kann. Sie sind ebenso wirkungsvoll für den gesunden Menschen wie nützlich für jeden, der von Rückenschmerzen, Bandscheibenschäden oder Ischias geplagt wird, weil sie sowohl dem Bewegungsdrang entgegenkommen als auch dem Ruhebedürfnis gerecht werden. Alle können mitmachen: Dicke und Dünne, Lebhafte und Bedächtige, Junge und Alte.

Für Kinder sind Krokodil-Übungen geeigneter als ein normaler Yoga-Unterricht. Es läßt sich mühelos ein entsprechendes Programm zusammenstellen, das ihrem Bewegungsdrang entgegenkommt. Diesen Gesichtspunkt muß man berücksichtigen, da es Kindern normalerweise schwer fällt, sich ruhig zu verhalten. Außerdem helfen die Übungen, wie bereits erwähnt, angeborene oder erworbene Haltungsschäden zu bessern.

Durch die Krokodil-Übungen wird die Wirbelsäule spiralig gedreht

Das Wesentliche der Krokodil-Übungen besteht darin, daß die Wirbelsäule spiralig gedreht wird. Je nach Körperlage und Beinstellung werden dabei die Lendenwirbel, die Brustwirbel und die Halswirbel bewegt; schließlich kommt es noch zu Drehbewegungen in der Hüfte (s. Abb. 9–13 Seite 22).

Nach diesem System wurden die fünf Serien mit Krokodil-Übungen entwickelt; durch sie wird die ganze Wirbelsäule aktiviert. Sie bilden die Grundlage des Übungsteils dieses Buches.

Der Übende nimmt dabei zahlreiche Liegestellungen ein, die es ermöglichen, die Beine in verschiedenen Abwinkelungen als Hebel einzusetzen. Auf diesen Punkt werden wir im Ausführungsteil noch zurückkommen.

Durch Beobachtung lernen wir unseren eigenen Atem kennen

Die Atmung spielt im Yoga eine zentrale Rolle. Auch für unsere Übungen ist sie sehr wichtig.

Wir wollen zuerst einmal unseren eigenen Atem beobachten. Dazu legen wir uns am besten ausgestreckt auf den Rücken und atmen wie gewohnt ein und aus. Dann

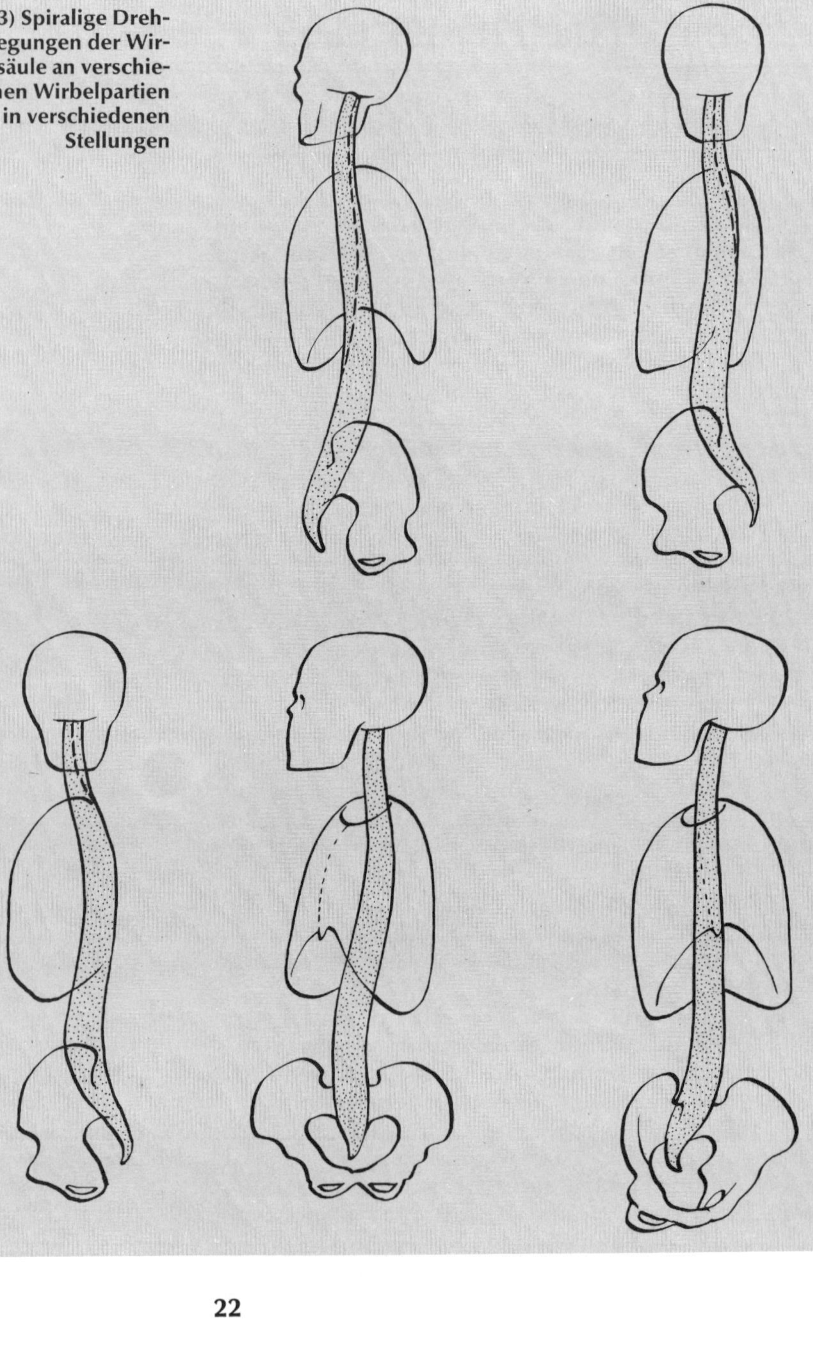

9–13) Spiralige Drehbewegungen der Wirbelsäule an verschiedenen Wirbelpartien und in verschiedenen Stellungen

legen wir die Handflächen auf den Teil unseres Körpers, der sich beim Atmen bewegt. Das wird bei den meisten, im Atmen ungeübten Menschen der Brustkorb oder sogar nur der Schlüsselbeinbereich sein. Wenn wir einen Säugling oder ein Tier, die beide natürlich atmen, beobachten, werden wir feststellen, daß vorwiegend der Bauch beim Atmen bewegt wird. Der westliche Mensch hat im Laufe seines Lebens leider weitgehend verlernt, natürlich zu atmen. Dadurch, daß er die Brustatmung bevorzugt, nutzt er seine Lungenkapazität nicht vollständig aus, was zur Folge hat, daß die verbrauchte Atemluft nur unzureichend ausgeschieden wird und sein Körper weniger Sauerstoff aufnehmen kann. So gleicht sein Organismus einem Ofen, der verstopft ist und nicht richtig brennen kann: Der Stoffwechsel verlangsamt sich und die Verdauung wird träge. Möglicherweise werden sogar Stoffwechselerkrankungen begünstigt.

Der natürliche, tiefe Atem dagegen reinigt den Körper und verbessert die Sauerstoffversorgung aller lebenswichtigen Organe.

Beim tiefen Ausatmen gibt der Körper Stoffwechselendprodukte, die beim Verbrennungsprozeß in den Zellen entstehen und mit dem Blut zur Lunge transportiert werden, an die Umgebung ab. Durch tiefes Einatmen kann dann frische Luft aufgenommen und über das Blut in die Zellen weitergeleitet werden.

Die natürliche Atmung ist leicht zu erlernen

Um die natürliche Atmung zu erlernen, strecken wir uns wieder auf dem Rücken aus und legen die Handflächen auf den Bauch. Ohne den Atem zu zwingen oder zu pressen, lassen wir ihn tief und gleichmäßig in den Bauch strömen und spüren seine Bewegung im Bauch unter unseren Händen: Beim Einatmen hebt sich der Bauch, und beim Ausatmen senkt er sich. Wir werden feststellen, wie der Atem sich allein durch unsere bewußte Konzentration vertieft, ohne daß wir uns dabei anstrengen müssen. Ganz falsch wäre es, die Bauchdecke im Rhythmus unseres Atems einzuziehen und herauszudrücken. Vielmehr bleibt der Bauch während des gesamten Atemvorganges weich und entspannt und wird nur vom Atem bewegt. Vielleicht fällt es uns anfangs noch etwas schwer, den Bauch so zu entspannen, daß er sich weich und fließend im Rhythmus unseres Atems hebt und senkt. Dann können wir den Bauch ein paarmal kurz und fest anspannen, um ihn dann um so leichter völlig loslassen zu können. Oder wir üben die Bauchatmung im Anschluß an die Tiefenentspannung, wenn der ganze Körper entspannt ist. Über kurz oder lang wird, wenn wir oft genug üben, diese Atmungsform für uns wieder zu der natürlichen, selbstverständlichen Atmung werden, die sie ja eigentlich ist und die wir nur verlernt haben.

Wir können und sollten, nachdem uns die tiefe Bauchatmung im Liegen gelingt, sie auch im Sitzen und Stehen üben. Wir setzen uns dazu entspannt und mit aufrechter Wirbelsäule hin und legen die Handflächen entweder auf den Bauch oder – wenn wir hier die Atembewegung nur schwach spüren – seitlich auf die Flanken; nun spüren wir wieder die Bewegung des Atems unter unseren Händen und achten darauf, uns nicht anzustrengen. Um die tiefe Bauchatmung auch im Stehen zu üben, sollten wir gerade und entspannt stehen, die Füße etwas auseinander und fest am Boden.

Die Bauchatmung entspannt und massiert die inneren Organe

Auch während sämtlicher Krokodil-Übungen und der Übungen der Innenmassage wollen wir versuchen, diese Atmung beizubehalten, da durch das tiefe Ein- und Ausatmen die Massage der inneren Organe (besonders im Bauch und im Becken), die durch das Dehnen, das Zusammenziehen und das Drehen des Körpers zustandekommt, noch intensiviert wird. Außerdem trägt das ruhige, tiefe Atmen dazu bei, uns während der Übungen nicht zu verspannen, sondern sie weich und fließend auszuführen.

Die Übungen, bei denen die Bauchmuskeln angespannt werden (alle Haltungen, bei denen der Körper hochgestützt wird), können für die tiefe Bauchatmung zumindest anfangs etwas schwierig sein. Hier lassen wir den Atem los, d. h. wir lassen unseren Körper so atmen, wie er will, achten aber darauf – und das soll noch einmal betont werden –, den Atem in keinem Fall zu zwingen oder zu pressen, weder beim Ein- noch beim Ausatmen. Der gesamte Atemprozeß geschieht leicht und fließend, fast wie von selbst und ohne Anstrengung.

Keine Überanstrengung bei Yoga-Übungen!

Yoga-Übungen dürfen niemals zu einer Anstrengung werden und sollten niemals gewaltsam ausgeführt werden. Man folgt der natürlichen Körperintelligenz, die dort Halt gebietet, wo die Grenze des Möglichen erreicht ist. Mit zunehmender Übung werden die Möglichkeiten ganz von selbst größer. Beachtet man dieses »Gebot«, gibt es weder Muskelkater noch Zerrungen, weder Überdehnungen noch Bänderrisse. Wer gelöst und mit Einfühlungsvermögen übt, wird anschließend eine wohltuende

Frische verspüren, die sicher noch einige Zeit nachwirkt. Vielen Menschen fehlt es an Zeit, um täglich ein längeres Übungsprogramm zu absolvieren. Mit den Krokodil-Übungen bietet sich die Möglichkeit, regelmäßig (täglich!) ein Training von wenigen Minuten durchzuführen – ganz auf die persönlichen Beschwerden und Bedürfnisse abgestellt, das auf die Dauer seine Wirkung nicht verfehlen kann. So lassen sich allmählich Haltungsschäden korrigieren, Rückenschmerzen, Kopfschmerzen und Schulterverspannungen beseitigen sowie Bandscheibenerkrankungen, Ischias und andere Leiden heilen oder zumindest bessern. Außerdem gewinnt man bei diesem Training die Fähigkeit zurück, richtig zu atmen.
Fast alle Übungen dieses Buches dienen einer Haltungskorrektur bzw. Stärkung der Wirbelsäule.

Allgemeine Übungsanleitung

Im Übungsteil sind 55 verschiedene Krokodil-Übungen anschaulich dargestellt. Mit Hilfe der Bilder sind die einzelnen Phasen leicht zu erlernen. Jedem ist damit die Möglichkeit geboten, sich daraus ein individuelles Programm zusammenzustellen, das dann täglich etwa 15 Minuten geübt werden sollte. Unregelmäßiges oder gar seltenes Üben wird keine nennenswerte Wirkung erzielen können. Für ein sinnvolles Training sind allerdings folgende Punkte zu beachten:

1. Für den Übungsablauf wählt man einen ruhigen, gut gelüfteten Raum, der normal warm sein soll.
2. Geübt wird grundsätzlich auf dem Fußboden, weil nur dann die Wirbelsäule ganz gestreckt ist und vollständig aufliegen kann. Der Anfänger muß mit der Hand überprüfen, daß sich kein Hohlkreuz einschleicht (s. Abb. 14 Seite 26).
3. Auf einem mindestens 2 m^2 großen Platz wird auf einer Yoga-Matte oder auf einer vierfach zusammengelegten Wolldecke geübt.

4. Die Übungen werden im Trikot oder in leichter Bekleidung ausgeführt – wo es möglich ist, auch nackt, weil dann der Körper durch die Haut »atmen« kann.
5. Anfänger beginnen mit der leichten 1. Serie.
6. Niemals im kühlen Körperzustand üben, auf die der Temperatur angemessene Kleidung achten und gegebenenfalls ein paar Aufwärmübungen durchführen, zum Beispiel: Laufen auf der Stelle, Kniebeugen, leichtes Hüpfen, Armkreisen etc.

14) Kontrolle der Lage der Wirbelsäule

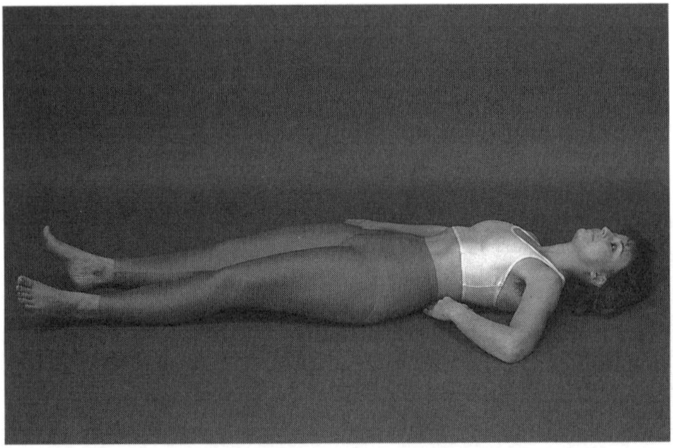

Kontrollieren Sie die Lage der Wirbelsäule vor den Übungen!

Normalerweise läßt sich die Haltung oder Lage der eigenen Wirbelsäule nur schwer kontrollieren oder beobachten, es sei denn, man stellt einen großen Spiegel auf. Die flache Hand kann jedoch feststellen, ob im Liegen noch ein Tunnel oder eine Art kleiner Brücke unter der Wirbelsäule vorhanden ist. Sollte dies der Fall sein, so können wir folgende Übung probieren:
Wir lassen die Hand dort liegen, wo die Wirbelsäule nicht den Boden berührt. Indem wir ausatmen, drücken wir die Hand mit der Wirbelsäule fest auf den Boden. Die Knie dürfen, nur wenn nötig, ein klein wenig angezogen werden. Wenn wir die Übung beherrschen, ohne die Knie anwinkeln zu müssen, legen wir beide Arme an die Seiten und drücken die Wirbelsäule mit dem Ausatmen, dort, wo unsere Hand lag, auf den Boden. Mit dem Einatmen entspannen wir wieder.
Die Übung kann beliebig oft wiederholt werden und ist hervorragend geeignet, ein Hohlkreuz zu verbessern oder zu vermeiden.

7. Als Ausgangsstellung für die Krokodil-Übungen ist am besten die Ruhelage (Tote-Mann-Stellung), wie sie auf der Abbildung a) Seite 28 wiedergegeben ist, geeignet.
8. Auf jede Krokodil-Übung folgt eine Entspannungsübung, wie sie auf den Abbildungen a)–c) Seite 28 veranschaulicht wird.
9. Jede Krokodil-Übung sollte 3–6mal zu jeder Seite ausgeführt werden. Während der gesamten Übung sollte, wie schon erwähnt, der Atem tief und ruhig in den Bauch fließen. Nach jeder Übung sollte man für die gleiche Zeitdauer die Entspannungshaltung einnehmen.
10. Die jeweiligen Beinstellungen der einzelnen Übungen bewirken bei den Drehbewegungen eine gewisse Hebelkraft. Der Übende spürt dabei selbst, wo seine Grenzen liegen. Er darf sie deshalb niemals überschreiten: Überdehnungen oder Zerrungen wären die Folge.
11. Krokodil-Übungen sollen nicht nur Beschwerden heilen, sondern auch – etwa beim Gesunden – das allgemeine Körpergefühl steigern. Sie sollen kräftigend und belebend wirken, dürfen also keinesfalls bis zur Ermüdung betrieben werden.
Alle Krokodil-Übungen dieses Buches wurden in langjähriger Praxis erprobt. Sie sind außerordentlich gut geeignet, Haltungsschäden, Verkrümmungen und Rückenerkrankungen allmählich zu bessern oder ganz zu heilen.

Entspannungsübung

15 a) Ruhelage (Tote-Mann-Stellung)

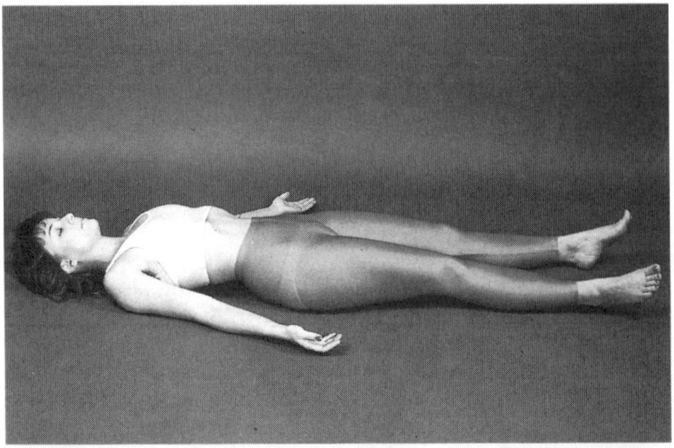

15 b) Fisch-Entspannung: Einatmen, dabei gleichzeitig die Knie anziehen; die Fußsohlen stehen flach auf dem Boden. Unterarme so aufstellen, daß die Hände locker in den Gelenken hängen. Der Vorgang soll ohne Muskelkraft, mit einem Schweregefühl geschehen. Die Füße werden am Boden zu sich herangezogen, ohne daß man die Hüfte anhebt

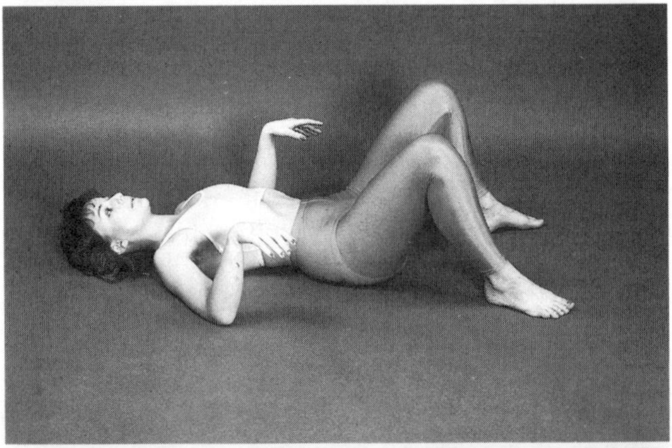

15 c) In der Ausatmung ohne Muskelbeanspruchung milde alles fallen lassen: die Beine strecken sich, die Arme fallen neben den Körper, der Kopf fällt zur Seite – nach links oder nach rechts

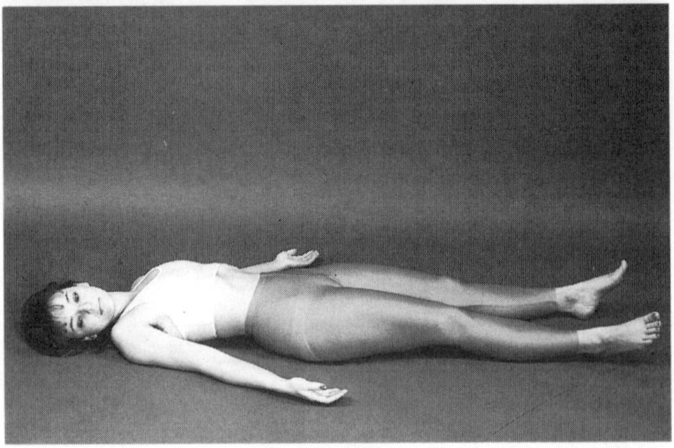

Nach jeder Übung 1–3mal die Entspannung durchführen, bevor mit der nächsten Übung begonnen wird

Wirkungen von Yoga- bzw. Krokodil-Übungen

Manche Wirkungen von Asanas werden in einigen Yoga-Büchern gar nicht oder nur unvollkommen behandelt, aus welchen Gründen auch immer. Dazu gehört zum Beispiel der Komplex »Innenmassage«, dem meinen Erfahrungen zufolge eine starke Bedeutung zugemessen werden sollte.

Massage

Massagen werden heute ärztlich verordnet und von den Krankenkassen bezahlt. Auch der Leistungssport kommt ohne Massage nicht mehr aus. Dabei handelt es sich jedoch immer um »Fremdmassage«; der Ausführende massiert, ohne fühlen bzw. bemerken zu können, wo die Grenzen seiner Möglichkeiten liegen.

Yoga-Übungen dienen auch zur Eigenmassage

Anders verhält es sich mit der sogenannten »Eigenmassage« bei Yoga-Übungen, die als Nebenwirkung betrachtet oder auch gezielt eingesetzt werden kann. Durch die Asanas werden ja jeweils bestimmte Körperorgane gedrückt, gedehnt, gedreht, rhythmisch bewegt, kurz »massiert«. Eine solche wirkungsvolle Massagemöglichkeit hat jeder selbst in der Hand – kostenlos.

Wer also Yoga ausübt, betreibt zugleich eine nützliche und geradezu lebensnotwendige Eigenmassage des Körperinneren, die jeder Fremdmassage überlegen ist. Die für solche »Innenmassage« besonders geeigneten Übungen werden auf den Abbildungen Seite 105 und 106 im Übungsteil dargestellt. Ihre Wirkung erstreckt sich besonders auf die männlichen und weiblichen Geschlechtsorgane, indem sie die Durchblutung in diesem Bereich ganz gezielt fördern.

Wirkung der Krokodil-Übungen

Wer regelmäßig sein Programm absolviert, wird früher oder später folgende Wirkungen feststellen können, und zwar speziell entlang der Wirbelsäule.
- Kräftigung und Bewegung der Muskulatur,
- geregelte Durchblutung,
- Beeinflussung der Nerven im Sinne einer Akupunktur,
- zweckmäßige Lymphdrainage,
- Lockerung und Entspannung zwischen Wirbelkörpern und Bandscheiben von den Hals- bis zu den Lendenwirbeln,
- Korrektur einer verbogenen und einseitig belasteten Wirbelsäule,
- Durchblutung des ganzen Rückens,
- Steigerung der Flexibilität von Bändern und Sehnen.

Ergebnisse nach längerer Übungspraxis

Die positiven Wirkungen der Krokodil-Übungen sind unverkennbar

Wer mehrere Monate oder einige Jahre hindurch die Krokodil-Übungen betreibt, kann zweifellos positive Erscheinungen wie die folgenden bestätigen: Rückenschmerzen lassen nach oder verschwinden allmählich ganz. Der Rücken wird beweglicher. Man bückt und bewegt sich müheloser. Der Schlaf bessert sich. Die natürliche Atmung wird wiederhergestellt. Verdauung und Blutdruck werden normalisiert, wodurch sich das allgemeine Wohlbefinden steigert. Kopfschmerzen verschwinden oder werden gemildert, ebenso die Wetterfühligkeit.
In diesem Stadium lassen sich auch schwierigere Yoga-Übungen wie Pflug, Drehsitz oder Kobra wesentlich leichter oder sogar mühelos durchführen.

Nach den Krokodil-Übungen: Tiefenentspannung

Im Gegensatz zu der Fisch-Entspannung, die nach jeder Übungsabfolge ausgeführt wird, steht die Tiefenentspannung am Anfang oder am Schluß unseres Übungsprogramms und wird nur 1mal ausgeführt. Wie bereits während der Übungen dürfen wir auch hier nicht frieren und können uns gegebenenfalls zudecken.

Tiefenentspannung regeneriert von Grund auf

Die Tiefenentspannung ist gerade bei Rückenschmerzen hilfreich, weil sich in ihr tiefliegende Verspannungen und Verhärtungen auflösen können. Wenn Körper, Geist und Seele gleichermaßen zur Ruhe kommen, regeneriert sich der ganze Mensch von Grund auf. Streßbedingte und traumatische Muskelspannungen lösen sich. Vorher blockierte Energie kann wieder frei fließen. Man sagt im Yoga, daß eine halbe Stunde Tiefenentspannung 6 Stunden Schlaf ersetzen kann.

Die Dauer der Tiefenentspannung sollte mindestens 10 und höchstens 30 Minuten betragen, wobei es anfangs länger dauern wird, bis eine vollständige Entspannung erreicht wird. Bei fortgeschrittenem Üben aber kann schon innerhalb von wenigen Minuten eine tiefe Entspannung erreicht werden. Wir nehmen zur Tiefenentspannung die Ausgangsstellung für die Krokodil-Übungen ein (Tote-Mann-Stellung). Der ganze Körper liegt entspannt auf dem Boden auf, die Arme locker an den Seiten, die Füße fallen ein wenig auseinander. Das Kinn wird nicht nach oben gereckt, sondern etwas angezogen, das entspannt Kiefer- und Nackenbereich.

Entdecken Sie Ihren Körper bei der Tiefenentspannung neu

Nun lassen wir den Körper auf den Boden »sinken«, spüren die Auflagefläche unseres Körpers am Boden, spüren, wie der Boden uns trägt und lassen uns vertrauensvoll los. Dann beginnen wir nacheinander sämtliche Teile unseres Körpers »durchzuspüren«, wobei wir direkt in diese Körperteile hineinatmen bzw. uns vorstellen, wie der Atem dorthin fließt, und sie bewußt wahrnehmen.

Wir beginnen bei den *Füßen,* atmen in die Füße hinein, spüren die einzelnen *Zehen,* die *Fußsohlen,* die *Fußrükken* und lassen die Füße los – lassen sie auf den Boden sinken. Ebenso verfahren wir mit den *Waden* und den *Schienbeinen,* den *Knien* und *Kniekehlen,* den *Oberschenkeln,* dem *Gesäß,* dem *Bauch,* dem *Becken* und dem ganzen *Rücken,* wobei wir versuchen, die *Wirbelsäule* hinauf und hinunter zu atmen und die einzelnen Wirbel dabei zu spüren.

Wir spüren die *Hände,* atmen in sie hinein, in die einzelnen *Finger,* die *Handrücken,* lassen sie los, lassen sie auf den Boden sinken. Dann sind die *Unterarme,* die *Oberarme,* die *Schultern* und der *Nacken* an der Reihe, die besondere Beachtung brauchen, weil sie sich am schnellsten verspannen; nun der *Hals* und der *Brustkorb,* der sich mit dem tiefen Atem dehnt und weit und frei wird, und der *Hinterkopf.*

Zum Schluß nun wird das *Gesicht* entspannt, was sehr wichtig ist, denn nur wenn die Gesichtszüge völlig gelöst sind, ist auch der ganze übrige Körper entspannt: Wir spüren, wie die *Stirn* sich glättet und sich angenehm kühl anfühlt, so als streiche ein leichter, frischer Wind darüber hinweg, der alle Sorgen, alle Verspannungen von der Stirn fortweht.

Die *Augenlider* liegen schwer über den Augäpfeln: Die *Augäpfel* lassen wir sinken wie Edelsteine in kristallklares, kühles Wasser, die *Nase* entspannt sich, und wir spüren den Atem, der an den *Nasenflügeln* entlangstreicht. Die *Lippen* liegen weich aufeinander oder sind leicht geöffnet. *Kinn* und *Kiefer* sinken gelöst herab. Die Wangen entspannen sich...

Die Tiefenentspannung läßt Ihre »innere Sonne« erstrahlen

In Gedanken lächeln wir einem lieben Menschen ganz zufrieden zu oder denken an etwas ganz besonders Schönes, was uns innerlich lächeln läßt. Dieses innere Lächeln breitet sich langsam über unser *Gesicht* aus, und dabei entspannt sich unser Gesicht mehr und mehr, und es fließt weiter in unseren ganzen übrigen Körper, in den *Hals,* in den *Nacken,* in die *Schultern,* in den *Brustkorb,* in die *Arme* und *Hände,* den ganzen *Rücken* hinunter, in *Bauch* und *Becken,* in die *Beine* und *Füße.* Der ganze Körper ist völlig entspannt, er lächelt.

Streß und Hektik nehmen durch die Tiefenentspannung ab

Alles, was uns noch bedrückt oder belastet, fällt nun von uns ab. Wir lassen es einfach los. Wir genießen nur noch das Gefühl der völligen, tiefen Entspannung, das Losgelöstsein von Streß und Hektik des Alltags. Wir sind ganz hier, ganz bei uns, ganz in unserem Körper und fühlen uns wohl, lauschen dem rhythmischen Auf und Ab unseres Atems, der kommt und geht – fast wie von selbst, wie Wellen am Meeresstrand. Wenn Gedanken auftauchen, die uns von unserem Körpergefühl ablenken wollen – und das wird, zumindest anfangs, häufig passieren –, so schenken wir ihnen einen Teil der Aufmerksamkeit, mit dem anderen bleiben wir bei unserem Körper. Wir schauen sie uns an und lassen sie dann weiterziehen – wie Wolken am Abendhimmel. Das hört sich zwar recht einfach an, bedarf aber häufigen Übens, und wir werden zuerst feststellen, daß unsere Gedanken viel zu schnell für uns sind und uns, ehe wir es uns versehen, schon mit sich davongetragen haben.

Wir werden aber auch merken, wie bei regelmäßigem Üben und indem wir mit unserer Aufmerksamkeit immer wieder zu unserem Körper, zu unserem Atem zurückkehren, die Gedanken langsam, unmerklich zuerst, ruhiger werden, bis wir einen Zustand völliger körperlicher und geistiger Entspannung erreicht haben.

Musik kann die Tiefenentspannung unterstützen

Hilfreich kann es dabei sein, während der Tiefenentspannung Musik zu hören und, nachdem wir unseren Körper durchgespürt haben, der Musik zu lauschen und sie mit dem ganzen Körper aufzunehmen, zu empfinden. Manche Menschen empfinden Musik aber auch als die Entspannung störend.

Eine andere Möglichkeit ist die Anleitung für die Tiefenentspannung auf Kassette zu sprechen oder sprechen zu lassen, falls die eigene Stimme als störend empfunden wird, und sie zur Entspannung vorzuspielen.

Die Anleitung würde dann etwa so lauten: »Ich (du) spüre (spürst) meine (deine) beiden Füße, die einzelnen Zehen, die Fußsohlen, die Fußrücken. Ich (du) lasse (läßt) den Atem in meine (deine) Füße fließen, lasse (läßt) sie los, lasse (läßt) sie auf den Boden sinken« – (etwa eine Minute Pause) –; »Ich (du) spüre (spürst) meine (deine) Waden und die Schienbeine, lasse (läßt) den Atem dorthin fließen, lasse (läßt) Waden und Schienbeine los ...« – und so weiter mit allen Körperteilen bis zum Gesicht. Die Anleitung sollte mit ruhiger Stimme gesprochen werden, eventuell mit Musik untermalt.

Um aus der Tiefenentspannung zurückzukommen, atmen wir 3mal ganz bewußt tief ein und aus, spüren noch einmal den ganzen Körper kurz durch und bewegen zuerst langsam die Hände, dann die Füße, die Arme, die Beine und schließlich recken, strecken, dehnen und räkeln wir den Körper wohlig nach allen Seiten und atmen dabei tief ein und aus.

Die Tiefenentspannung sollte niemals abrupt abgebrochen werden

Niemals sollten wir aus der Tiefenentspannung heraus aufspringen oder aufschrecken. Erfahrungsgemäß sinkt der Blutdruck während der Tiefenentspannung ab, und ein Hochschnellen kann leicht zu Schwindelgefühlen führen. Davon abgesehen würde ein plötzliches Hochschnellen die ganze Entspannung zunicht machen, und wir müßten wieder von vorne beginnen. Man sollte also während der Tiefenentspannung dafür sorgen, daß man möglichst ungestört bleibt. Bei einem ausgeprägten Schweregefühl, das sich während der Entspannung einstellen kann und meist ein Zeichen völliger Gelöstheit ist (genauso kann sich auch eine Leichtigkeit bemerkbar machen), nehmen wir dieses zurück, indem wir uns suggerieren: »Das Gefühl der Schwere weicht aus dem Körper, das Gefühl der Entspannung bleibt.« Wir wiederholen dies 2–3mal. Ein Gefühl der Leichtigkeit bedarf nach meiner Erfahrung keiner Zurücknahme.

Nach der Tiefenentspannung sollte man ein wenig ruhen

Sollten sich, trotz intensiven Zurücknehmens, nach der Tiefenentspannung Schwindelgefühle einstellen, ist es ratsam, noch ein wenig zu ruhen, sich noch einmal ausgiebig zu recken, zu strecken und zu räkeln und eventuell ein paar kreislaufanregende Übungen zu machen (zum Beispiel Hüpfen, Laufen auf der Stelle, Armkreisen oder Sonnengruß). Auch das ruhige und tiefe Atmen hilft, den Kreislauf wieder in Schwung zu bringen und den Blutdruck zu steigern.

Übungsteil

Krokodil-Übungen

Im folgenden Übungsteil sind 55 Krokodil-Übungen dargestellt. Sie sind in 5 Serien gegliedert:
Die 1. Serie enthält 12 spiralige Drehübungen mit festem Bodenkontakt der Wirbelsäule. Sie sind vor allem für den Anfänger, aber auch für Rückenleidende zusammengestellt; ihre Übungen erfordern die geringste Beanspruchung.
Die 2. Serie mit 11 spiraligen Drehübungen ist bereits schwieriger: Mit abgehobener Wirbelsäule haben nur die Schulterblätter und die Fersen Bodenkontakt. Lediglich bei der Drehung nach links und rechts kommt der ganze Körper jeweils kurz zum Aufliegen.
Die 3. Serie umfaßt eigentlich 12 spiralige Übungen. Die dazu gehörigen Übungen 10 bis 12 sind jedoch so schwierig, daß sie hier weggelassen wurden. Die restlichen 9 Übungen sind in der Bauchlage auszuführen. Abgesehen von den Übungen 7 und 8 sind sie ziemlich leicht zu praktizieren.
Die 4. Serie bringt 12 spiralige Drehübungen in sitzender Stellung mit nach hinten aufgestützten Armen, wobei die Hände entweder nach irgendeiner Richtung flach auf dem Boden liegen oder zur Faust geballt sein können. Die Übungen beeinflussen vor allem die Schulterpartie sehr günstig und sind teilweise leicht auszuführen.
Die 5. Serie umfaßt Übungen, deren Schwierigkeitsgrad auch für den Fortgeschrittenen eine starke Beanspruchung mit sich bringt. Vorsicht: 11 spiraligen Drehübungen mit abgehobenem Gesäß dürfen auf keinen Fall von Rückenleidenden oder Haltungsgeschädigten bzw. als Anfangsübungen ausgewählt werden.

1. Serie: 12 Übungen

Während der gesamten Übungsabfolge atmen wir ruhig und tief in den Bauch hinunter, niemals den Atem zwingen oder pressen.
Nachdem die spiraligen Drehungen jeweils 6mal ausgeführt wurden, kehren wir nun in die Ausgangsstellung zurück und nehmen die Entspannungshaltung ein. Mindestens 3 Atemzüge lang lassen wir den Atem tief und ruhig fließen und lassen uns mit jedem Ausatmen auf den Boden sinken, bis sich alle Muskeln entspannen.
Während aller zwölf Übungen der 1. Serie sollten die Schulterblätter möglichst nah am Boden bleiben bzw. am Boden aufliegen.
Am Ende der Serie die Fisch-Entspannung bitte nicht vergessen!

1. Übung

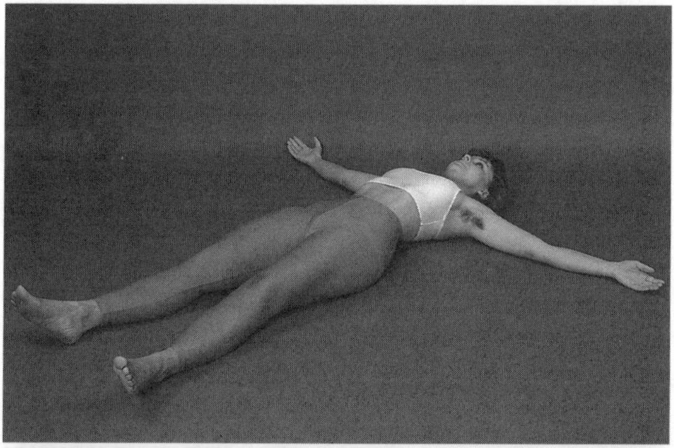

a) Arme seitlich ausstrecken, Beine gestreckt mit Fersenabstand

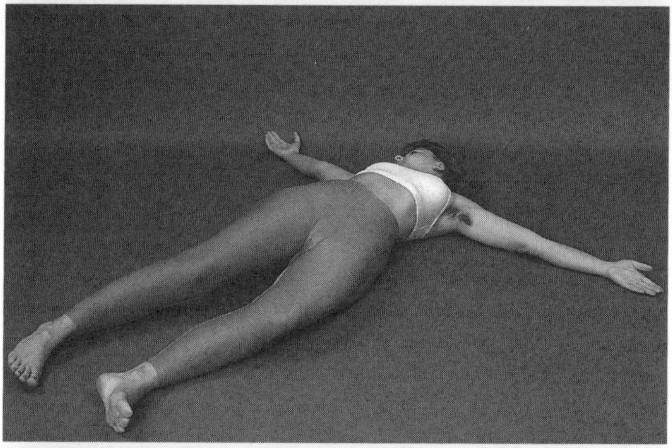

b) Zur spiraligen Drehung rechte Hüfte anheben, Kopf nach rechts wenden, Füße nach links drehen

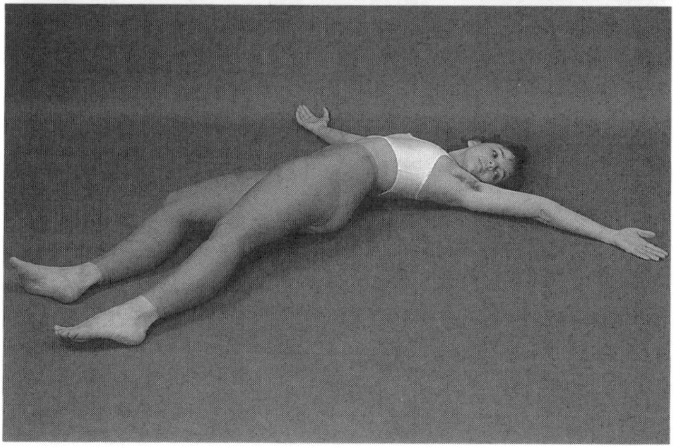

c) Drehung zur anderen Seite, während also der Kopf nach links gewendet wird, dreht man die Füße nach rechts, wobei die linke Hüfte etwas angehoben wird

2. Übung

a) Arme seitlich ausstrecken, linkes Bein gestreckt über das rechte legen

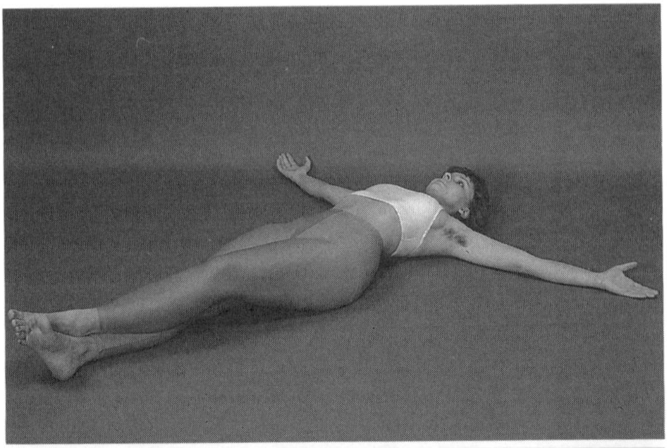

b) Spiralige Drehung nach links, Füße nach links, Kopf nach rechts, rechte Hüfte wird angehoben, Beine möglichst gestreckt halten

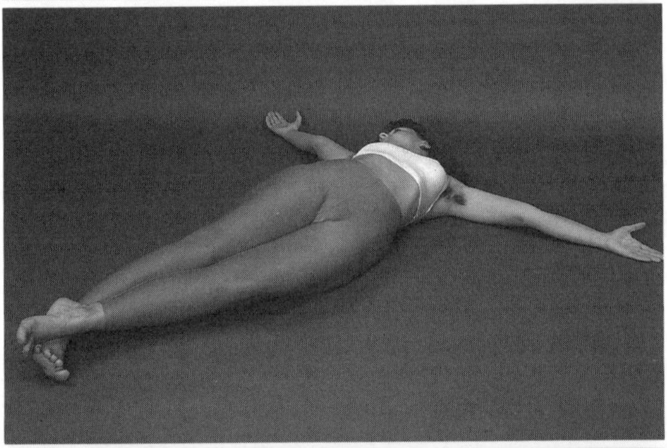

c) Drehung zur anderen Seite

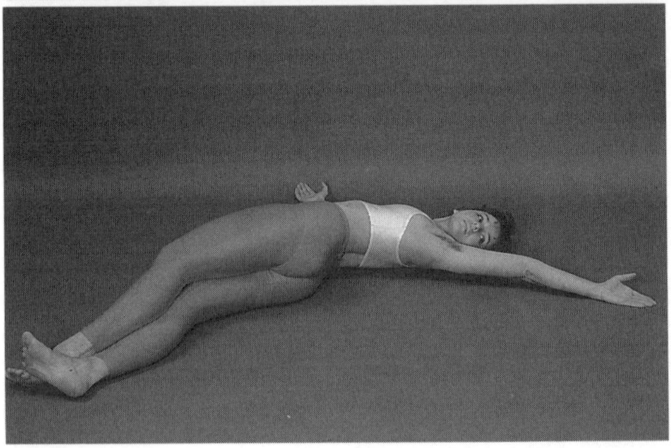

■ 3. Übung

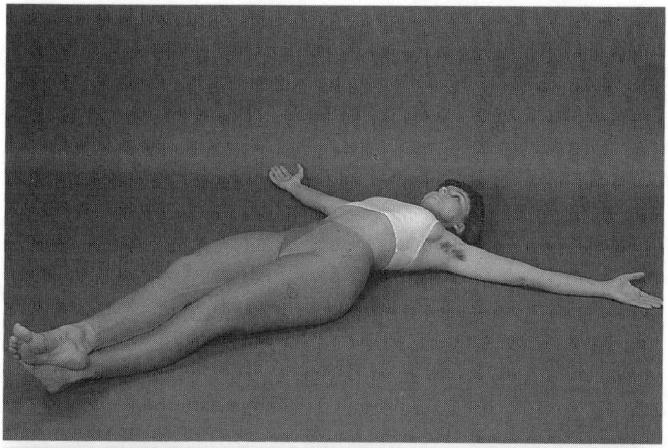

a) Arme seitlich ausstrecken, rechtes Bein gestreckt über das linke legen

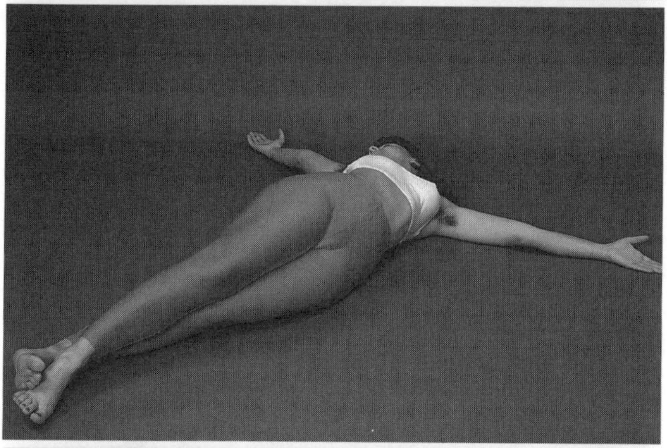

b) Spiralige Drehung nach links, Kopf nach rechts, rechte Hüfte anheben

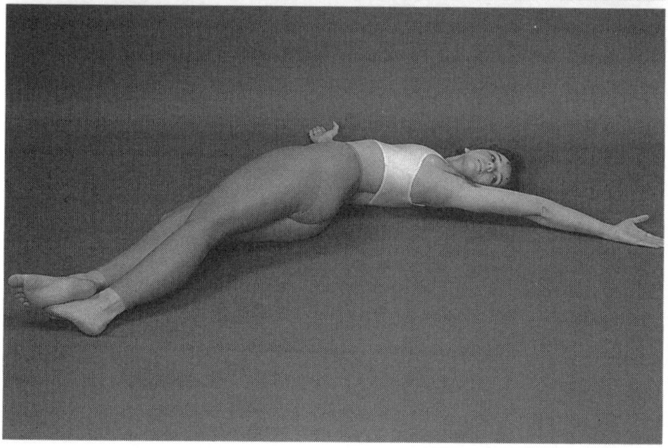

c) Drehung zur anderen Seite

■ 4. Übung

a) Arme seitlich ausstrecken, bei gestreckten Beinen linke Ferse zwischen die 1. und 2. Zehe des rechten Fußes setzen

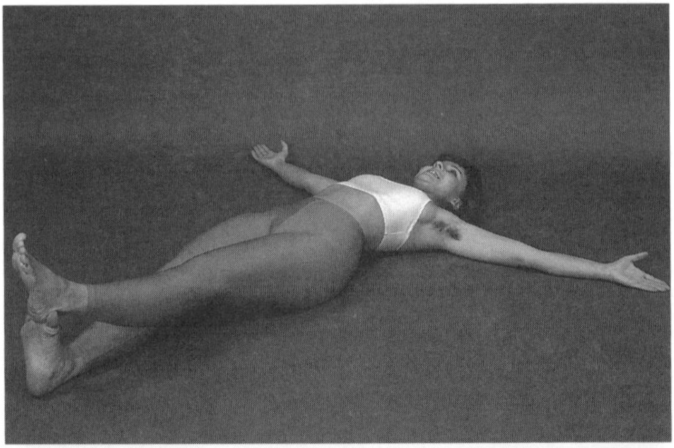

b) Spiralige Drehung nach links, Kopf nach rechts

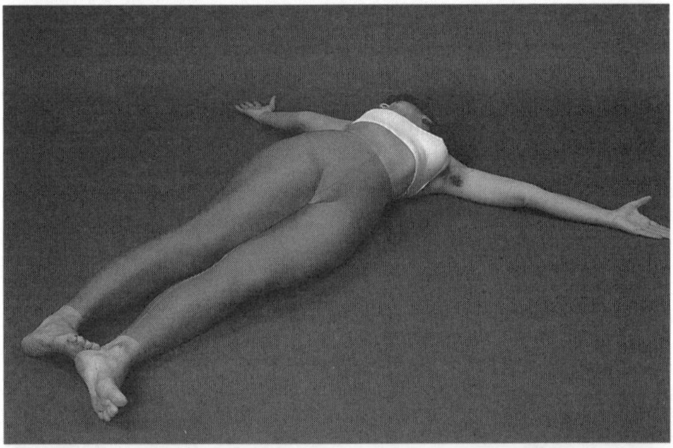

c) Drehung zur anderen Seite

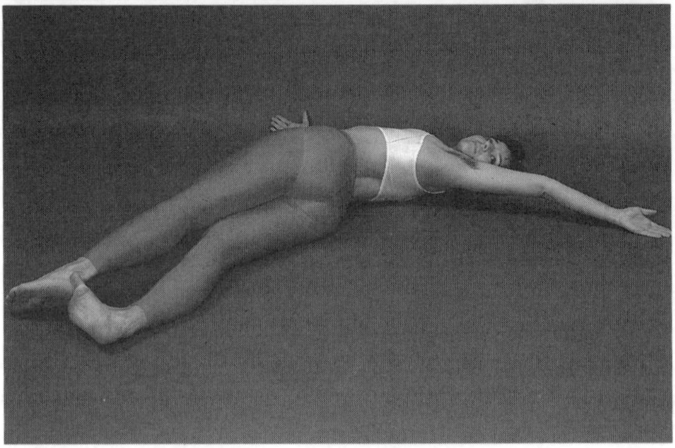

5. Übung

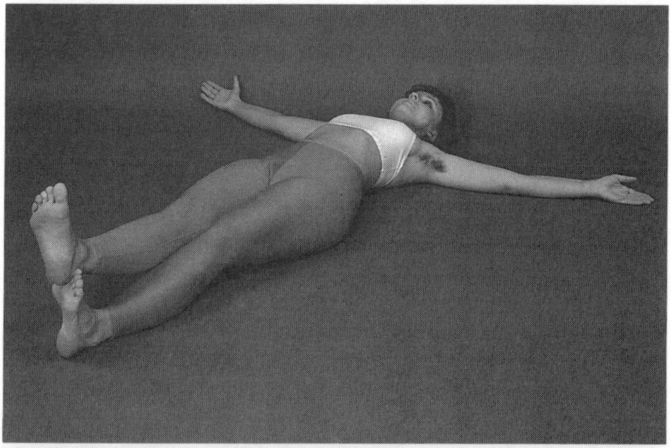

a) Arme seitlich ausstrecken, bei gestreckten Beinen rechte Ferse zwischen die 1. und 2. Zehe des linken Fußes setzen

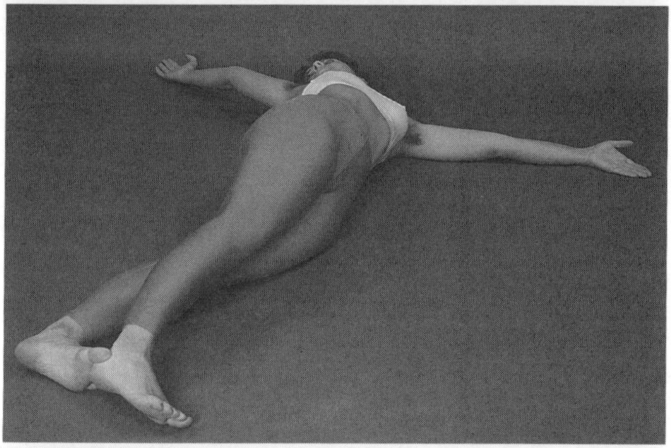

b) Spiralige Drehung nach links, Kopf nach rechts

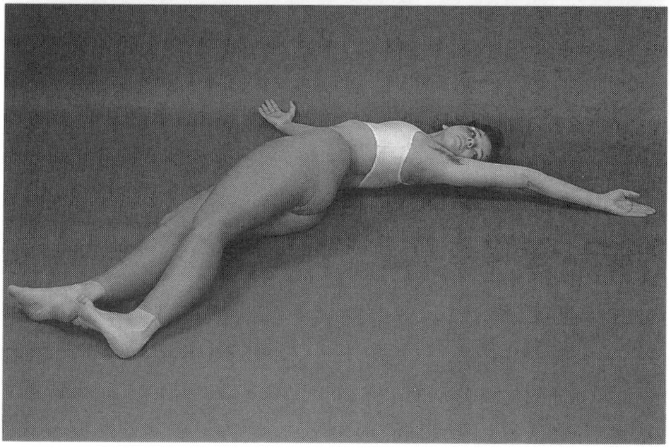

c) Drehung zur anderen Seite

6. Übung

a) Arme seitlich ausstrecken, linkes Bein abwinkeln und mit dem Knöchel über der Kniescheibe des gestreckten rechten Beines aufsetzen

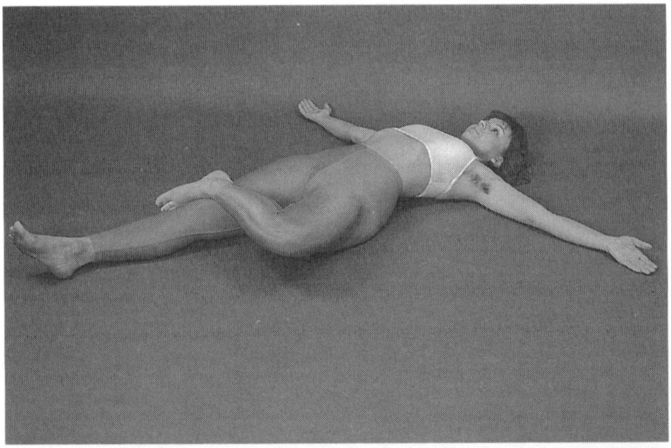

b) Spiralige Drehung nach links, Kopf nach rechts

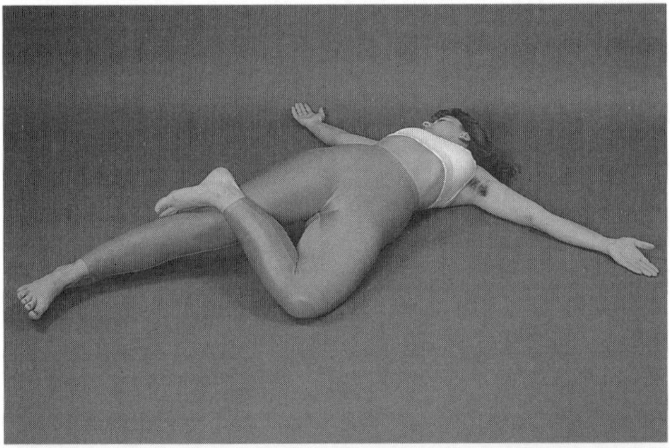

c) Drehung zur anderen Seite, wobei das linke, angewinkelte Bein zur rechten Seite gedreht wird

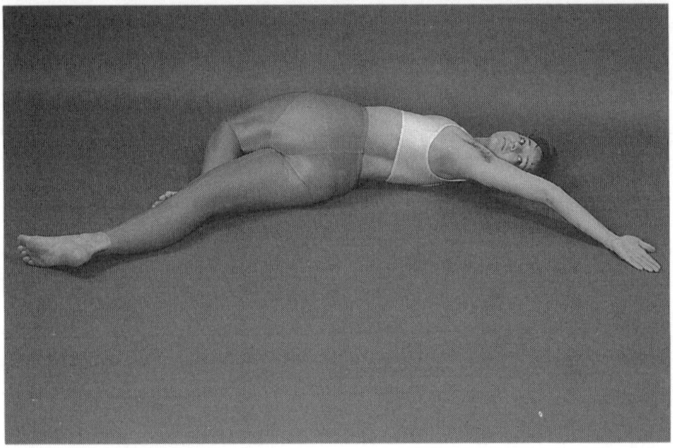

7. Übung

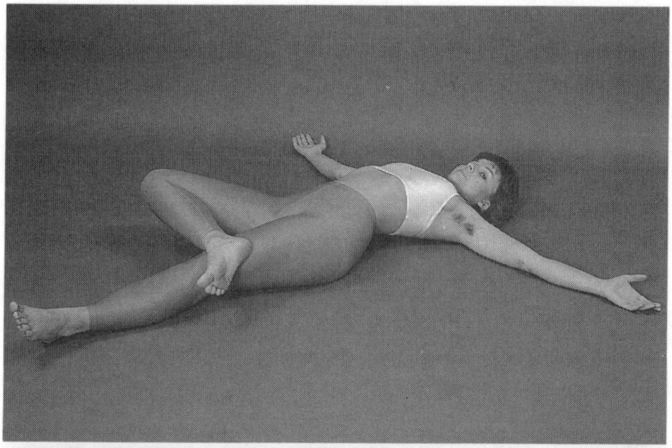

a) Arme seitlich ausstrecken, rechtes Bein abwinkeln und mit dem Knöchel über der Kniescheibe des gestreckten linken Beines aufsetzen

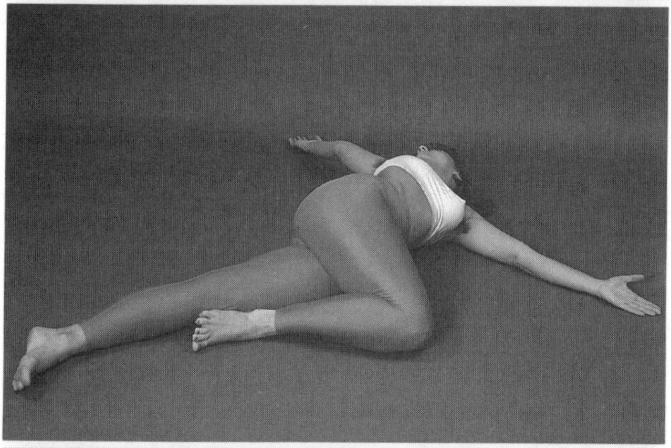

b) Spiralige Drehung nach links, Kopf nach rechts

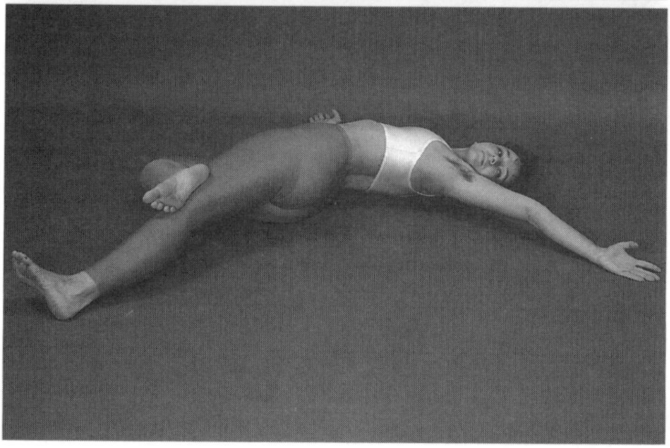

c) Drehung zur anderen Seite, wobei das rechte, angewinkelte Bein zur linken Seite gedreht wird

8. Übung

a) Arme seitlich ausstrecken, Handflächen zeigen nach außen, Beine stark spreizen, Knie anwinkeln, Fußsohlen flach auf dem Boden

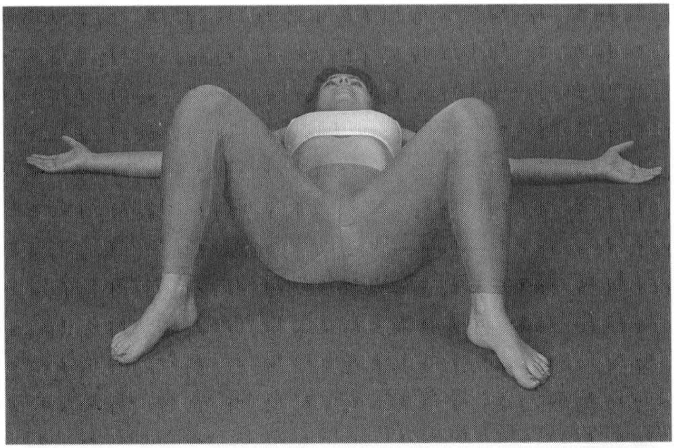

b) Spiralige Drehung nach links, wobei die ganzen Beine Bodenkontakt bekommen, Kopf nach rechts

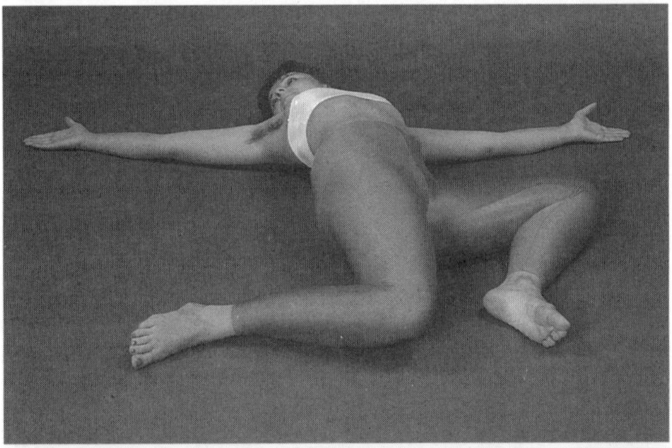

c) Drehung zur anderen Seite

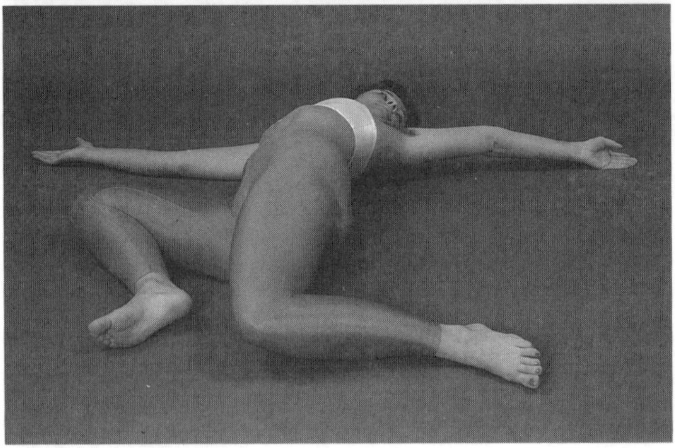

9. Übung

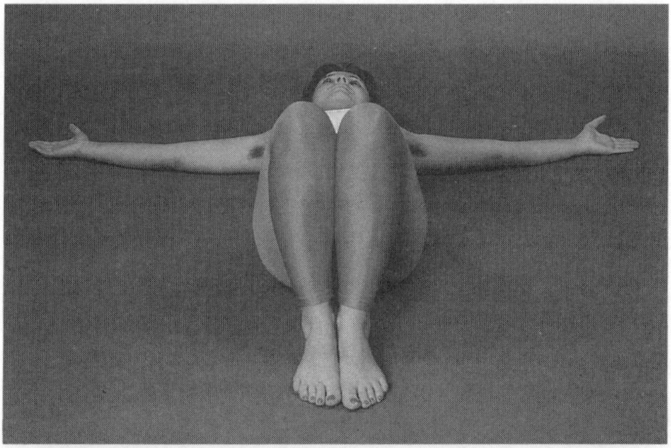

a) Arme seitlich ausstrecken, Handflächen zeigen nach außen, Beine mit geschlossenen Knien und Füßen anwinkeln

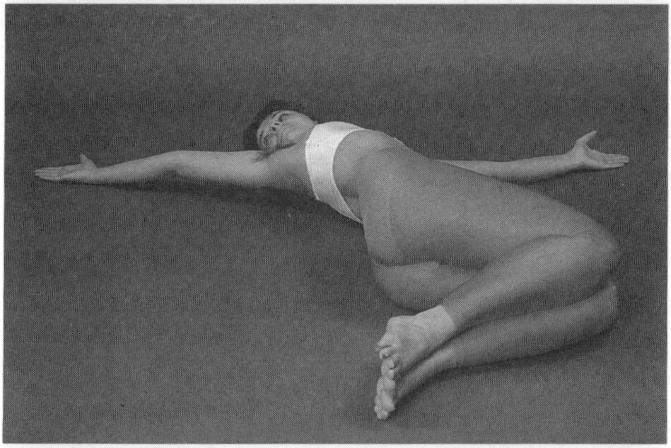

b) Spiralige Drehung nach links bei fest geschlossenen Beinen, Kopf nach rechts

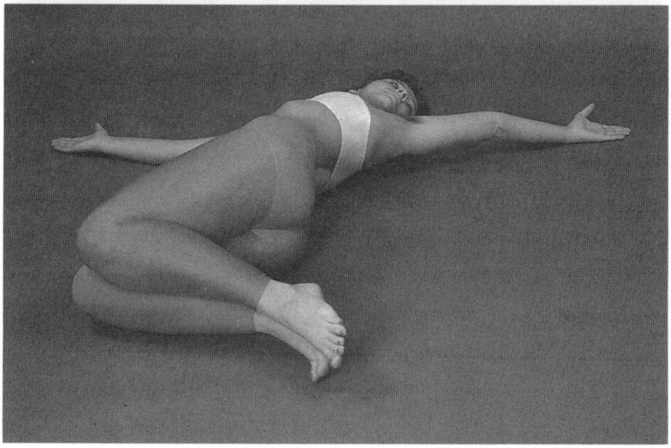

c) Drehung zur anderen Seite

10. Übung

a) Arme seitlich ausstrecken, rechtes Bein an den Körper ziehen, linkes Bein abwinkeln, Knöchel etwas oberhalb der rechten Kniescheibe auflegen

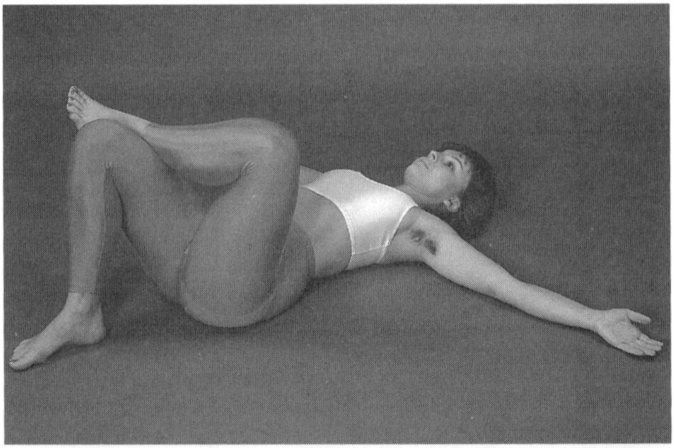

b) Beinstellung beibehalten und spiralige Drehung nach links, Kopf nach rechts, linkes Bein berührt den Boden

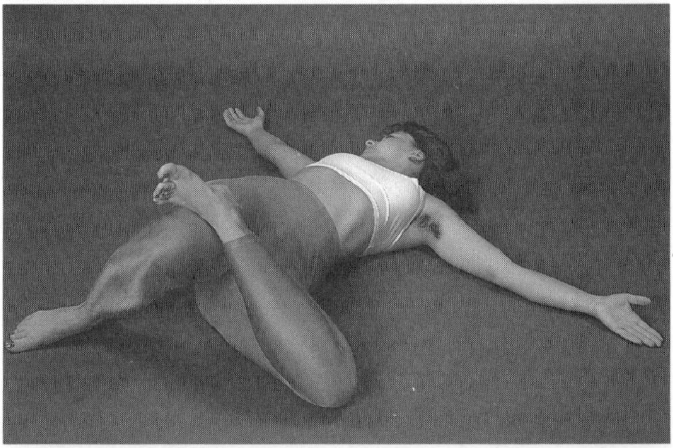

c) Drehung zur anderen Seite, rechtes Bein berührt den Boden

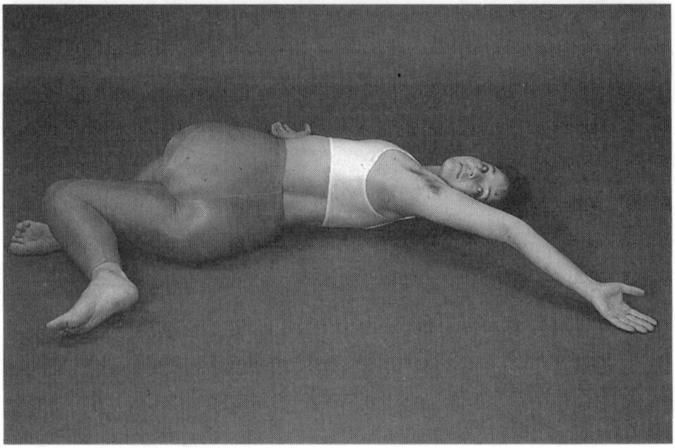

11. Übung

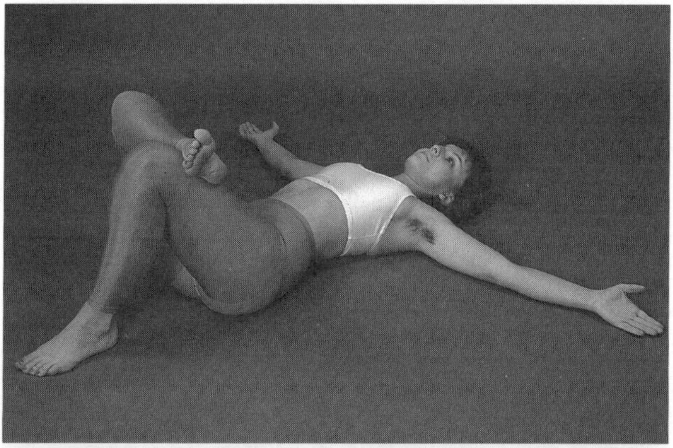

a) Arme seitlich ausstrecken, linkes Bein an den Körper ziehen, rechtes Bein abwinkeln, Knöchel etwas oberhalb der linken Kniescheibe auflegen

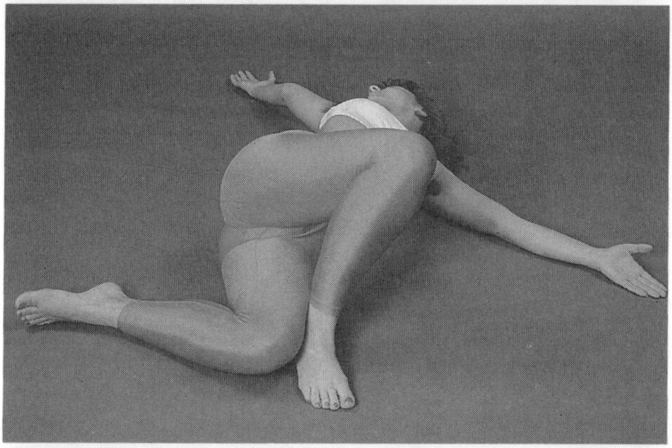

b) Beinstellung beibehalten und spiralige Drehung nach links, Kopf nach rechts, rechtes Bein berührt den Boden

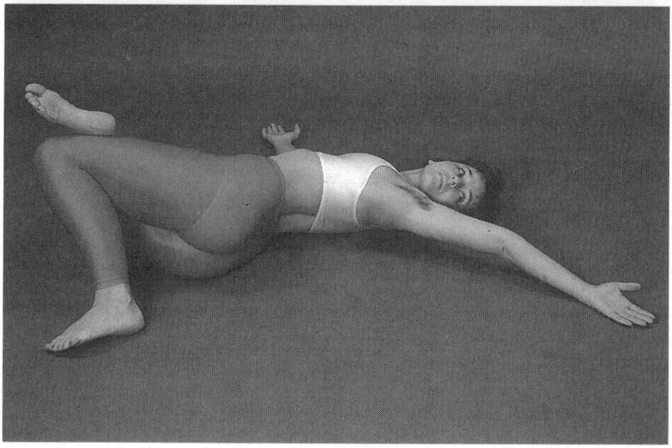

c) Drehung zur anderen Seite, linkes Bein berührt den Boden

12. Übung

a) Arme seitlich ausstrecken, mit geschlossenen Knien und Füßen beide Beine anziehen und vom Boden abheben

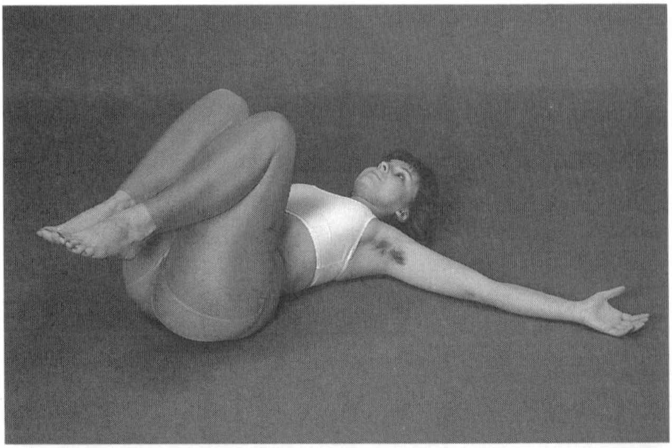

b) Spiralige Drehung nach links, Kopf nach rechts

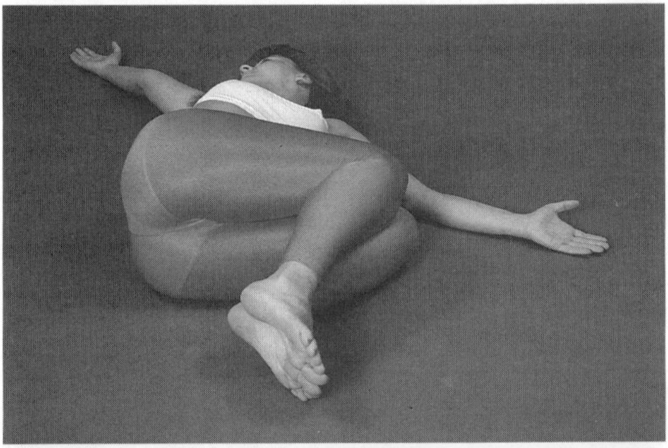

c) Drehung zur anderen Seite, ohne die Füße zwischendurch aufzusetzen

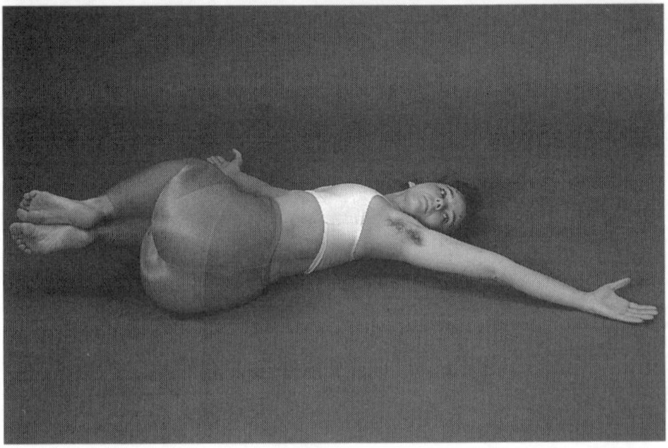

Diese Übung stellt eine Art Zusammenfassung der 11 vorausgegangenen Krokodil-Übungen dar. Am Anfang neigt der Übende dazu, in Richtung der Zehenspitzen zu rutschen. Um dieser Tendenz entgegenzuwirken, wird bei der Rechtsdrehung die linke Schulter nach rückwärts gezogen und bei der Linksdrehung die rechte Schulter. Auf diese Weise wird eine gewisse Statik erzielt.
Die Übung kann beliebig oft wiederholt werden.

2. Serie: 11 Übungen

Die zweite Serie ist bedeutend anstrengender. Vor allem der Anfänger sollte sich mit entsprechender Vorsicht an sie gewöhnen und das Üben nicht übertreiben. Während in der 1. Serie die Wirbelsäule festen Kontakt zum Boden hatte, behalten in der 2. Serie bei abgehobener Wirbelsäule nur die Schulterblätter und die Fersen Kontakt, was die Übungen entsprechend schwieriger macht.
Die erste Übung dieser Serie ist – wie jeweils alle ersten Übungen einer Serie – symmetrisch, das heißt, sie wirkt nach beiden Seiten in gleicher Weise.
Die Übungen können 6mal nach beiden Seiten ausgeführt werden, wobei die Atemanweisung der 1. Serie auch für die folgenden 11 Übungen gilt.

■ 1. Übung

a) Arme in Seithalte, bei gestreckten Beinen Fersen im Abstand von etwa 30 cm aufstellen, auf Schultern und Fersen stützen und das Gesäß leicht vom Boden abheben

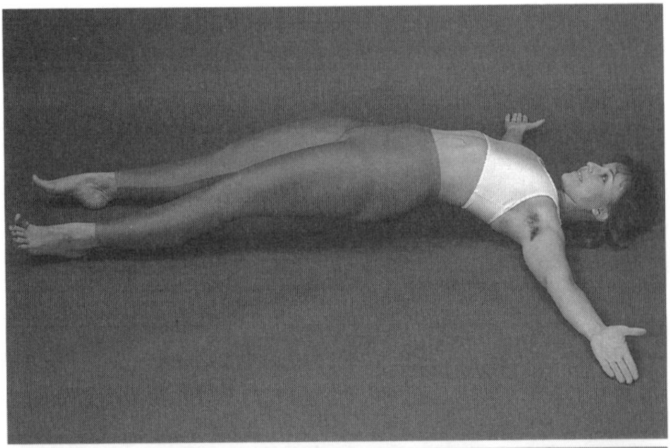

b) Spiralige Drehung, wobei die linke Hüfte und das linke Bein den Boden berühren, während sich die rechte Hüfte nach links drehend anhebt und der Kopf in den Halswirbeln entgegengesetzt gedreht wird

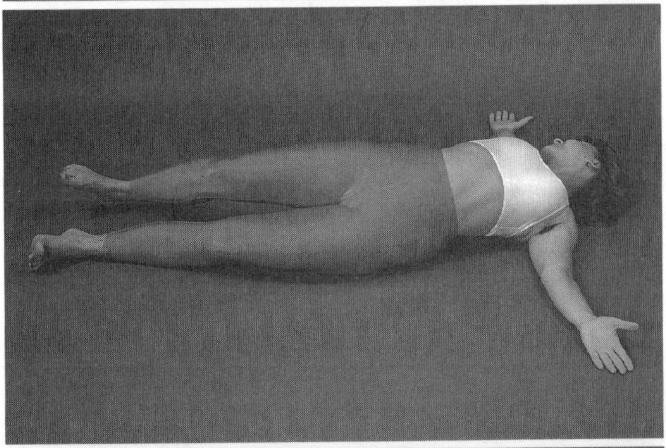

c) Drehung zur anderen Seite

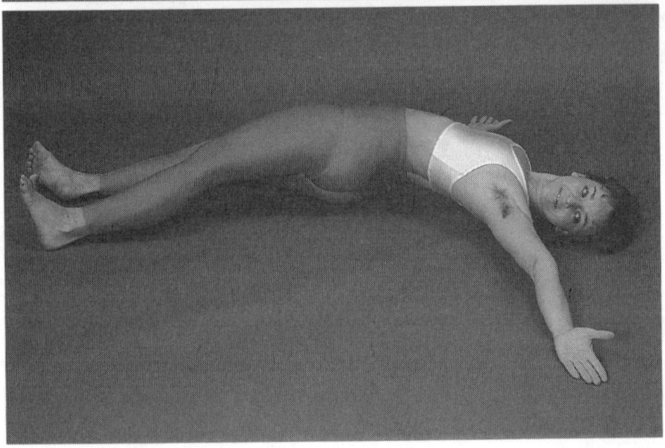

■ 2. Übung

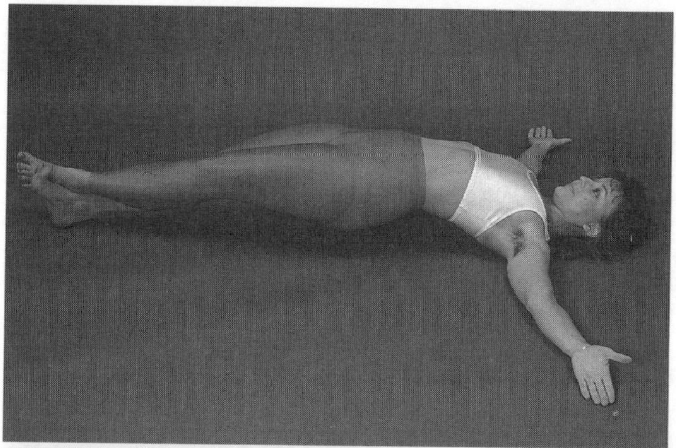

a) Arme in Seithalte, linkes Bein gestreckt über das rechte legen und das Gesäß leicht vom Boden abheben

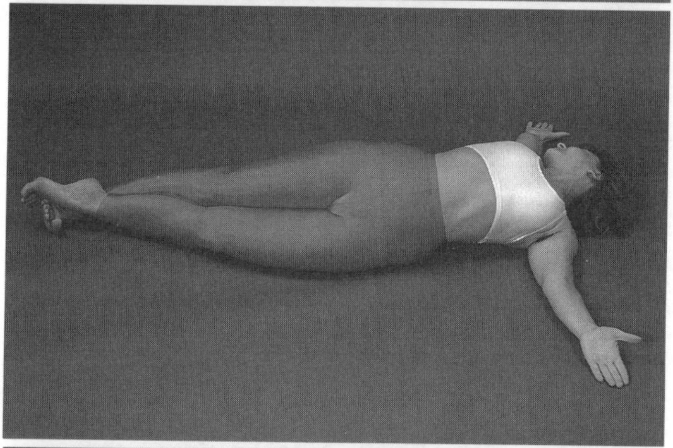

b) Spiralige Drehung, wobei die linke Hüfte und das linke Bein den Boden berühren, während die rechte Hüfte sich nach links drehend anhebt und der Kopf in den Halswirbeln entgegengesetzt gedreht wird

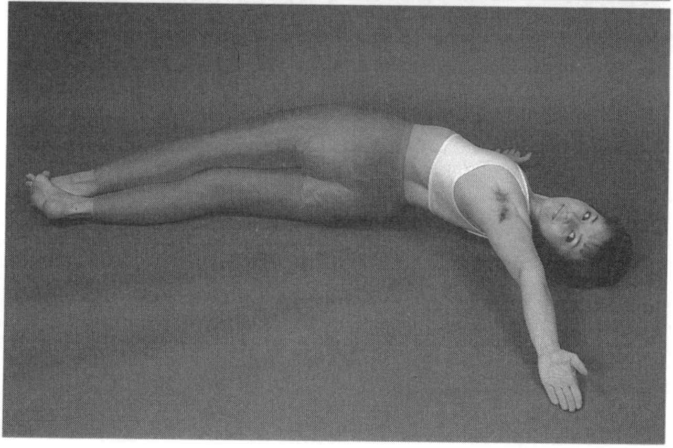

c) Drehung zur anderen Seite

3. Übung

a) Arme in Seithalte, rechtes Bein gestreckt über das linke legen und das Gesäß leicht vom Boden abheben

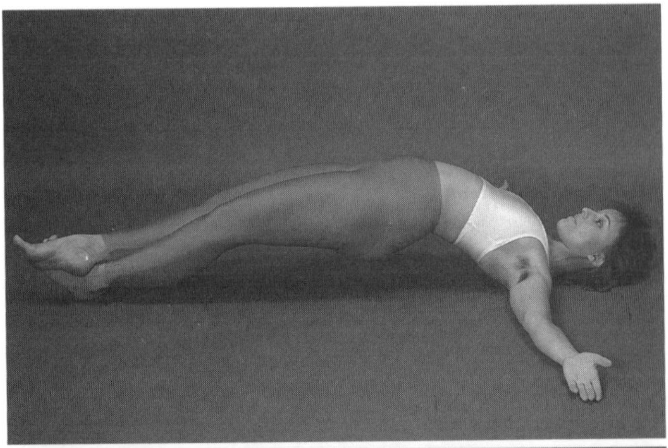

b) Spiralige Drehung, wobei die linke Hüfte und das linke Bein den Boden berühren, während die rechte Hüfte sich nach links drehend anhebt und der Kopf in den Halswirbeln entgegengesetzt gedreht wird

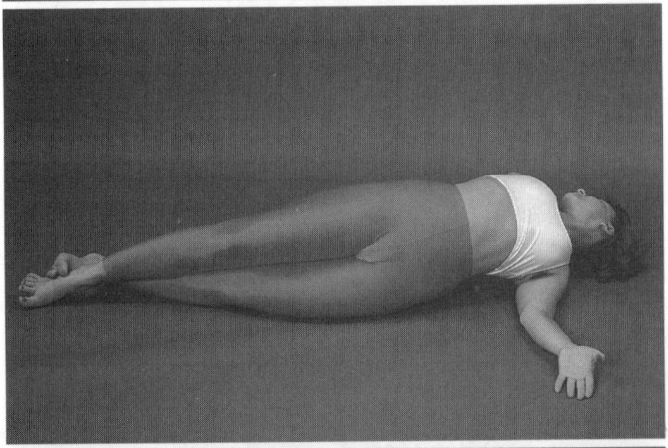

c) Drehung zur anderen Seite

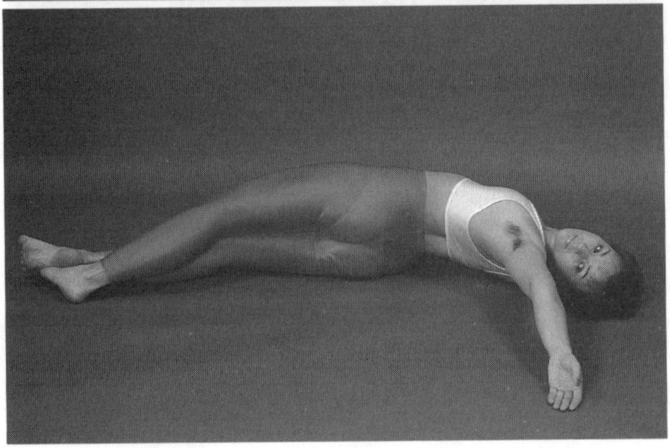

4. Übung

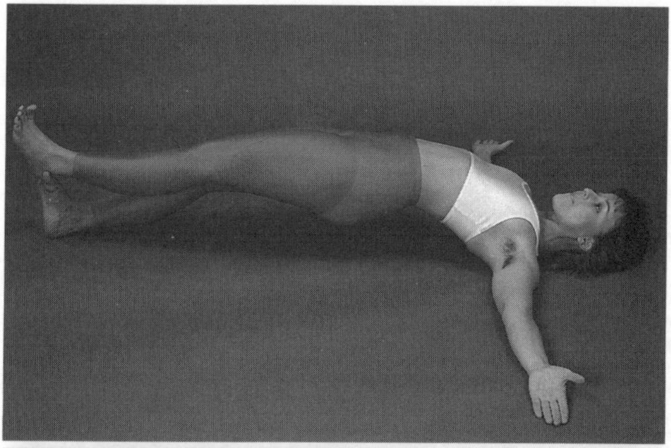

a) Arme in Seithalte, Beine strecken und linke Ferse in den Spalt neben die große Zehe stützen, Gesäß etwas anheben. Das ganze Körpergewicht ruht auf Schultern und rechter Ferse

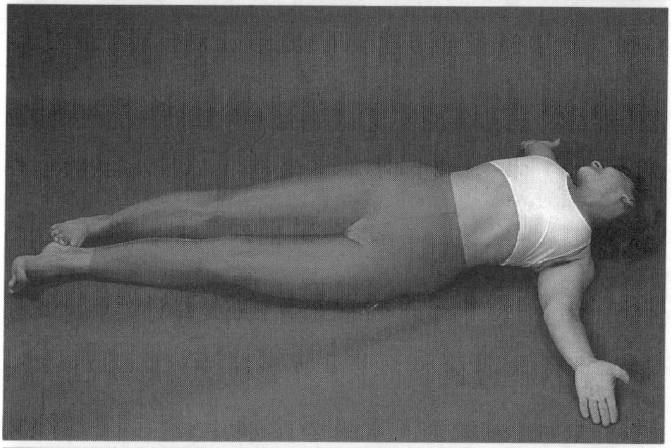

b) Spiralige Drehung, wobei die linke Hüfte und das linke Bein den Boden berühren, während die rechte Hüfte sich nach links drehend anhebt und der Kopf in den Halswirbeln entgegengesetzt gedreht wird

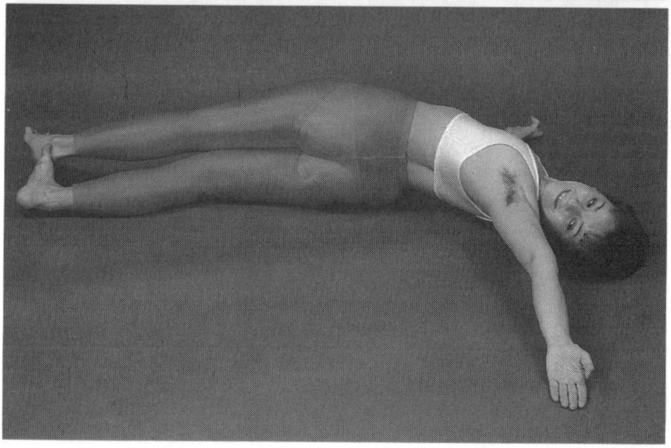

c) Drehung zur anderen Seite

5. Übung

a) Arme in Seithalte, Beine strecken und rechte Ferse in den Zehenspalt stützen, Gesäß etwas anheben. Das ganze Körpergewicht ruht auf Schultern und linker Ferse

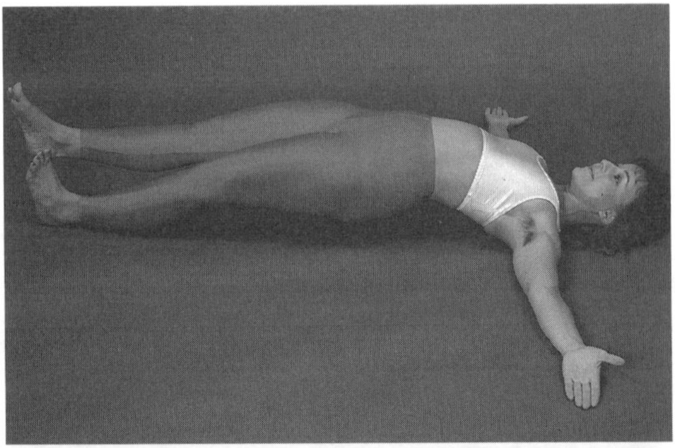

b) Spiralige Drehung, wobei die linke Hüfte und das linke Bein den Boden berühren, während die rechte Hüfte sich nach links drehend anhebt und der Kopf in den Halswirbeln entgegengesetzt gedreht wird

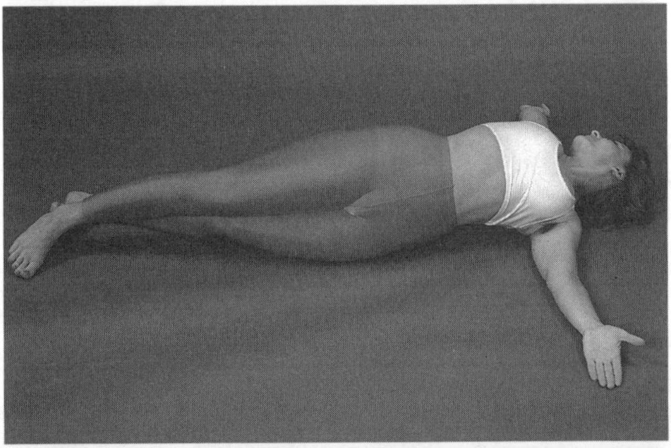

c) Drehung zur anderen Seite

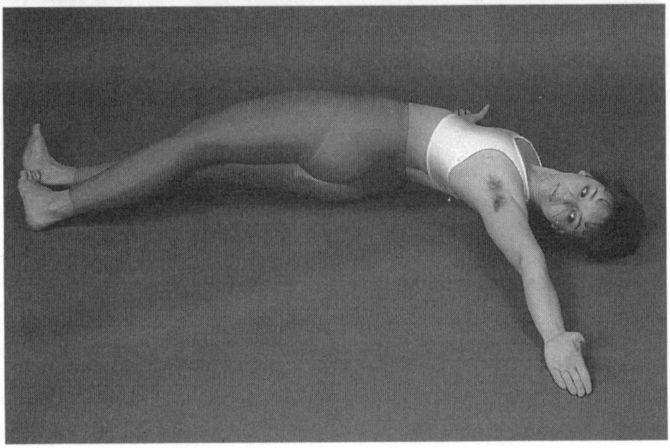

6. Übung

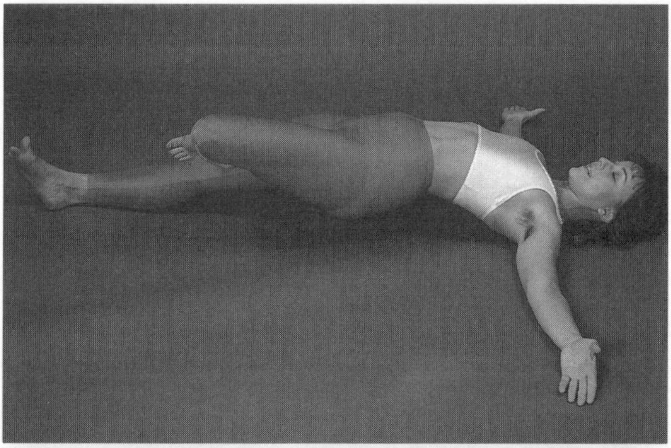

a) Arme in Seithalte, rechtes Bein strecken, linkes Bein abwinkeln und mit dem Knöchel etwas oberhalb der rechten Kniescheibe aufsetzen, Gesäß etwas abheben

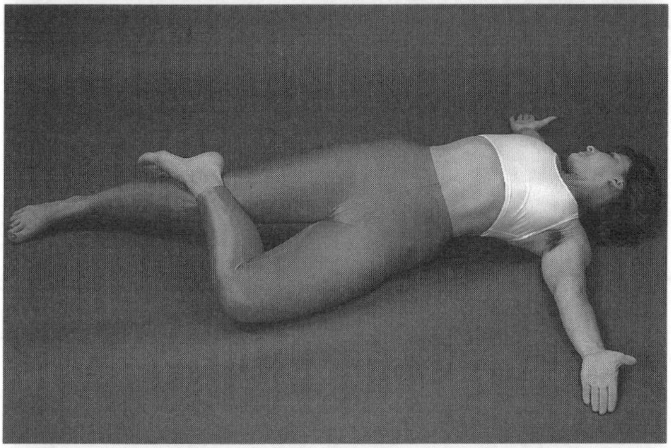

b) Spiralige Drehung nach links, wobei der Kopf entgegengesetzt gedreht wird, linkes, abgewinkeltes Bein berührt den Boden

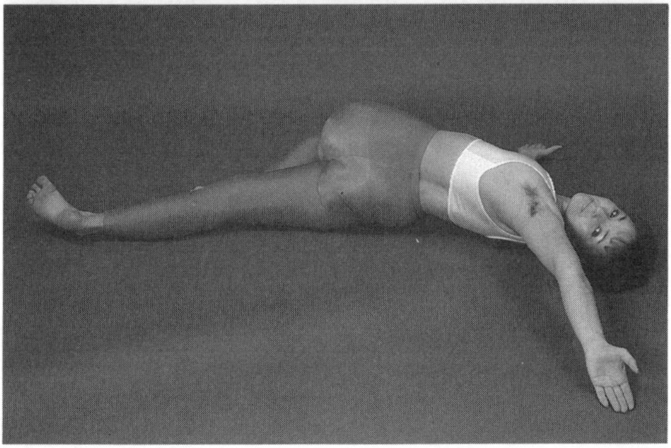

c) Drehung zur anderen Seite, linkes, abgewinkeltes Bein sinkt zur rechten Seite, das linke Knie berührt den Boden.
Es spielt keine große Rolle, wenn bei der Drehung dieser Übungen der Arm etwas in die Höhe geht: Keine Gewalt anwenden!

7. Übung

a) Arme in Seithalte, linkes Bein strecken, rechtes Bein abwinkeln und mit dem Knöchel etwas oberhalb der linken Kniescheibe aufsetzen, Gesäß etwas abheben

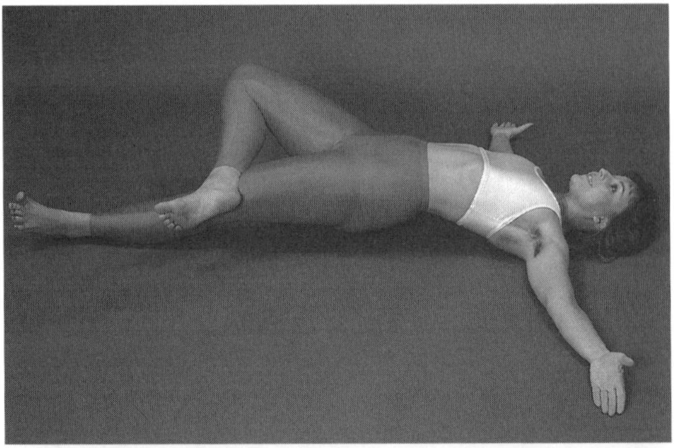

b) Spiralige Drehbewegung nach links, wobei der Kopf entgegengesetzt gedreht wird, rechtes, abgewinkeltes Bein sinkt nach links, das Knie berührt den Boden

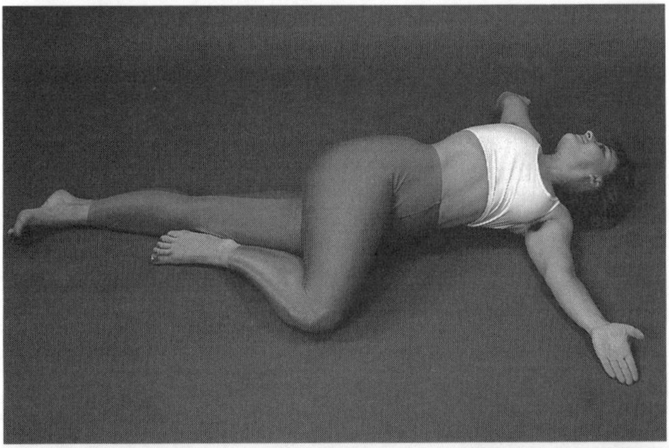

c) Drehung zur anderen Seite, rechtes, abgewinkeltes Bein berührt den Boden

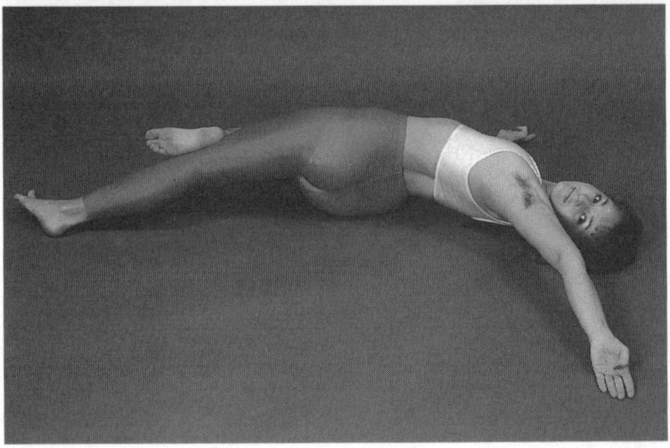

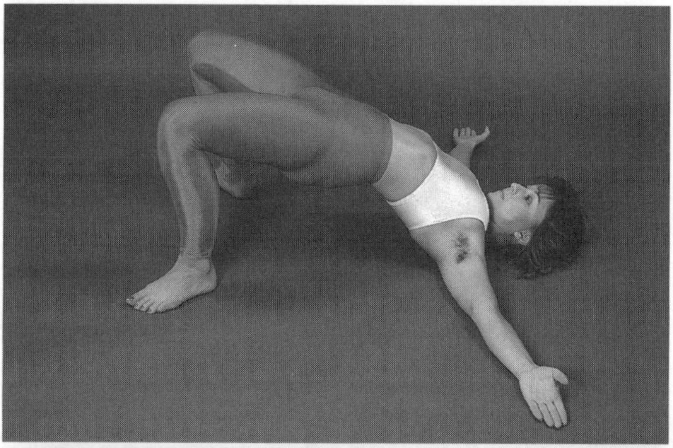

8. Übung

a) Arme in Seithalte, Beine stark grätschen, Knie bei weiter Beinstellung anwinkeln, Gesäß vom Boden hochheben

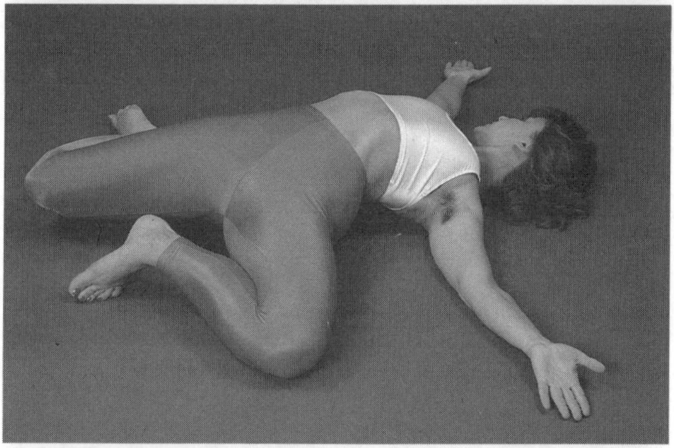

b) Spiralige Drehung nach links mit Gegenbewegung des Kopfes, linkes Bein berührt den Boden

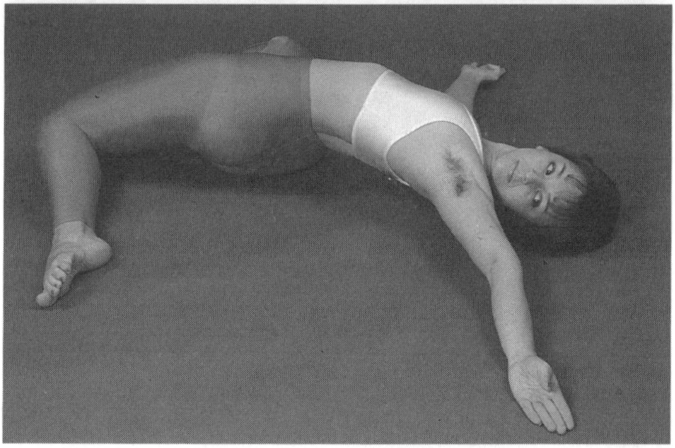

c) Drehung zur anderen Seite, rechtes Bein berührt den Boden

9. Übung

a) Arme in Seithalte, Beine schließen und in den Knien anwinkeln, Gesäß vom Boden hochheben

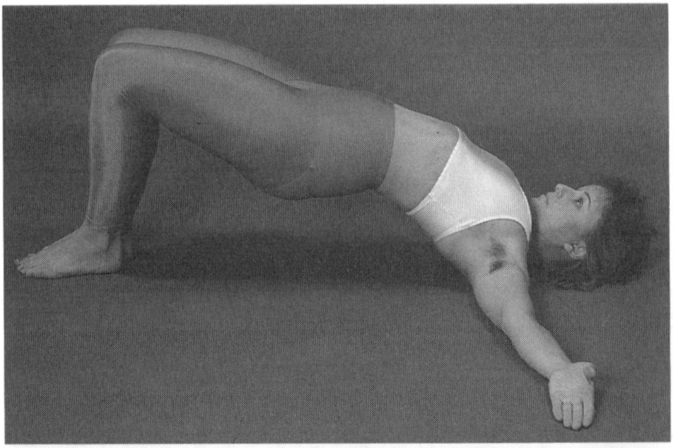

b) Spiralige Drehung nach links mit Gegenbewegung des Kopfes, linkes Bein berührt den Boden

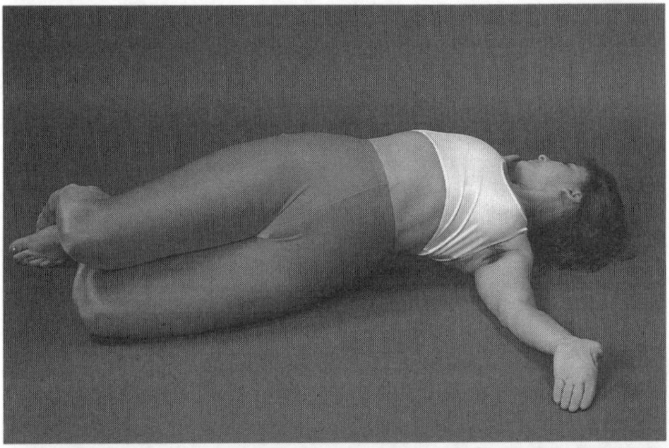

c) Drehung zur anderen Seite, rechtes Bein berührt den Boden

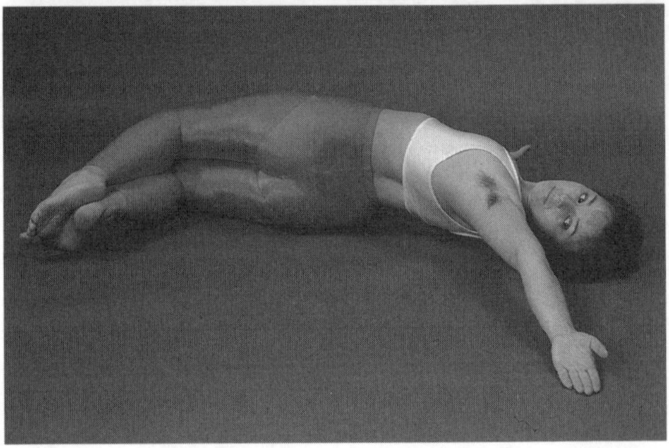

10. Übung

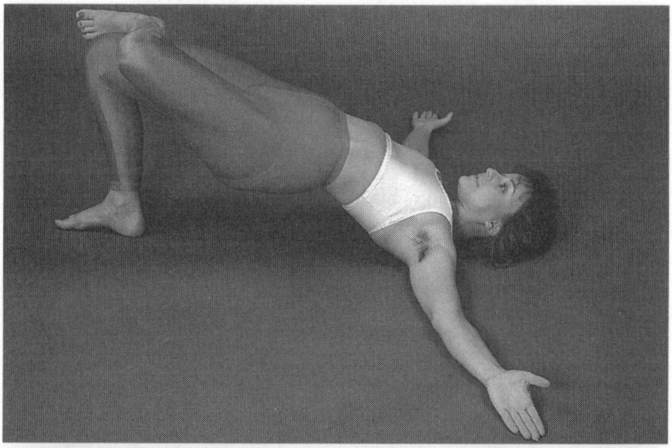

a) Arme in Seithalte, rechtes Bein anziehen und linkes Bein darüber legen, so daß der äußere Knöchel etwas oberhalb der rechten Kniescheibe liegt, Gesäß hochheben

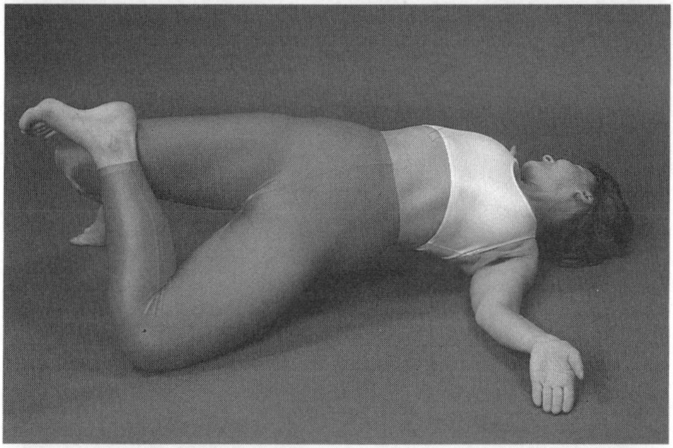

b) Spiralige Drehung nach links mit Gegenbewegung des Kopfes, linkes Knie und rechter Fuß berühren den Boden

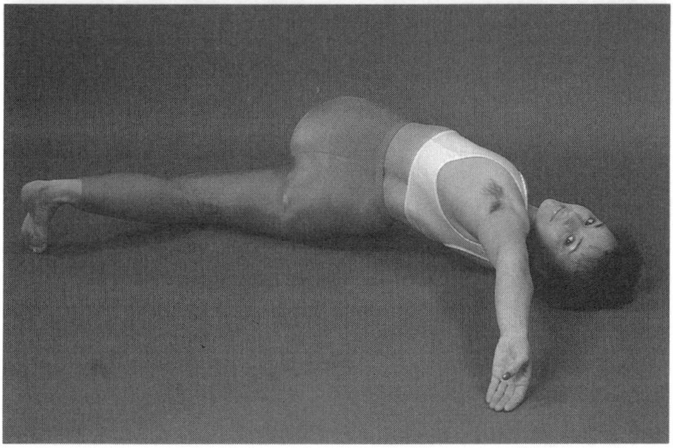

c) Drehung zur anderen Seite, rechtes Bein und linker Fuß berühren den Boden

11. Übung

a) Arme in Seithalte, linkes Bein anziehen und rechtes Bein darüberlegen, so daß der äußere Knöchel etwas oberhalb der linken Kniescheibe liegt, Gesäß hochheben

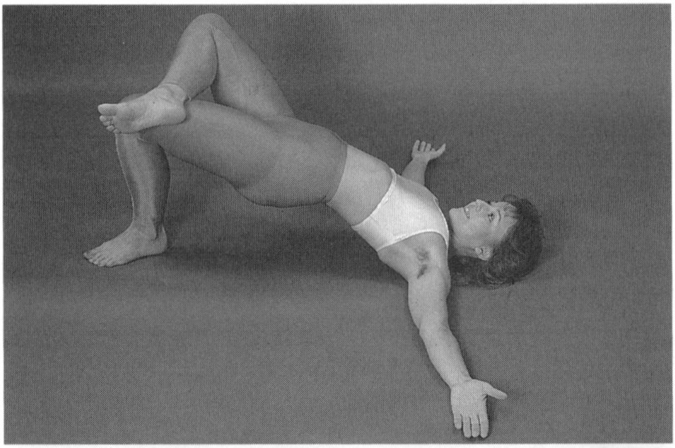

b) Spiralige Drehung nach links mit Gegenbewegung des Kopfes, linkes Bein und rechter Fuß berühren den Boden

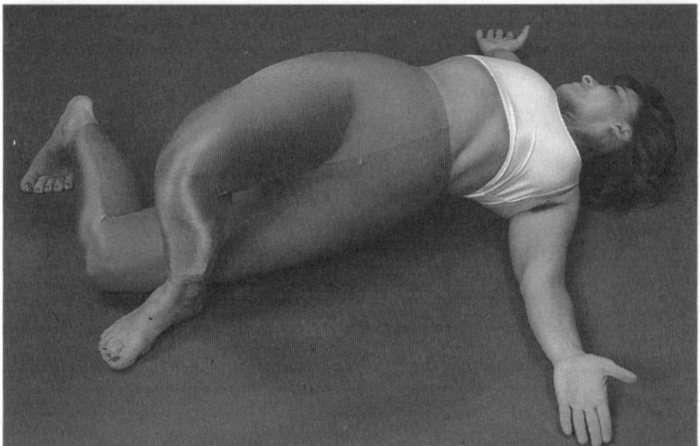

c) Drehung zur anderen Seite, rechtes Knie und linker Fuß berühren den Boden

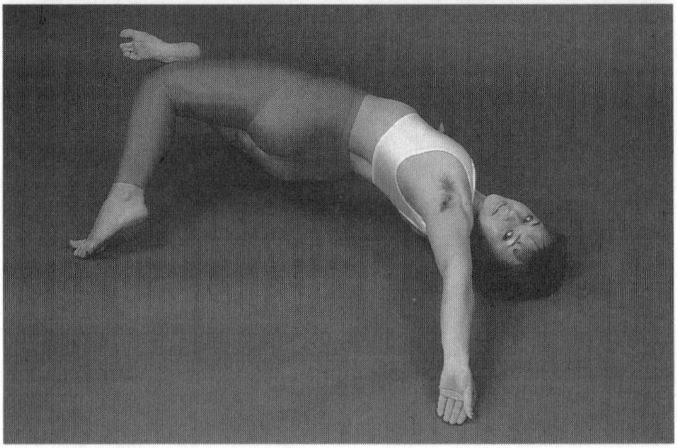

3. Serie: 9 Übungen

Die dritte Serie der Krokodil-Übungen wird in Bauchlage ausgeführt. Dafür ist eine besondere Ausgangsposition erforderlich, die anhand der beiden nebenstehenden Abbildungen veranschaulicht wird.
Die eine Hand und das Handgelenk der anderen Hand bilden eine Mulde, wodurch eine Vertiefung entsteht, in die bei den Übungen dieser Serie das Kinn gestützt wird. Auch hier sollen die Übungen wieder jeweils 6mal ausgeführt werden.

■ Ausgangsposition

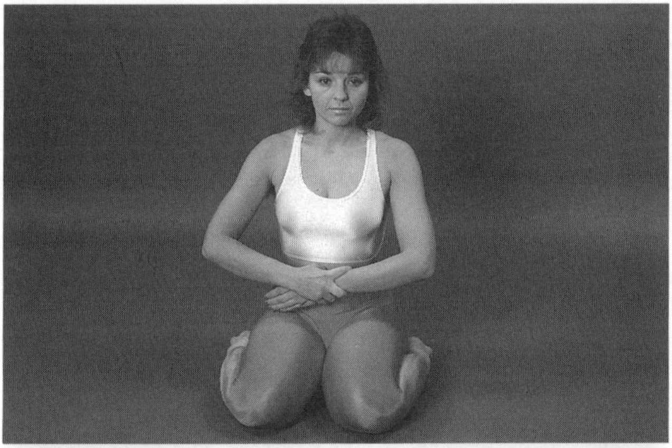

a) Zeige- und Mittelfinger der rechten Hand umgreifen das Handgelenk der linken

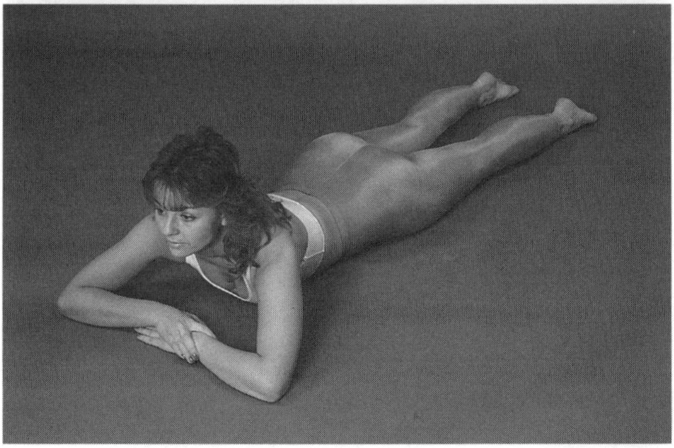

b) Kuhle bei aufgelegtem Unterarm

1. Übung

a) In Bauchlage Kinn in die Kuhle legen, Beine strecken, die Fersen fallen auseinander

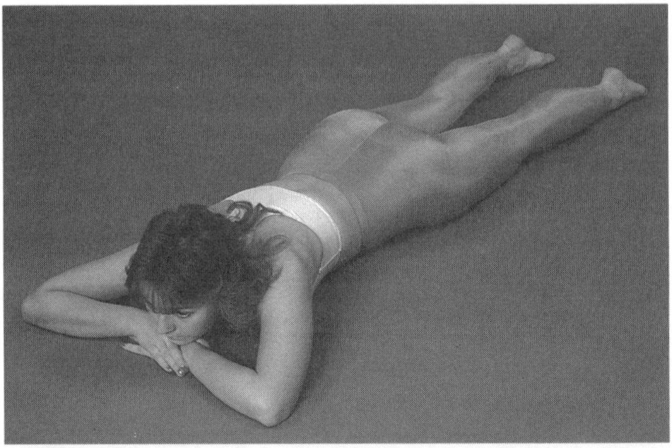

b) Spiralige Drehbewegung, indem die Fersen nach links gehen und die rechte Hüfte sich anhebt, während das Kinn in der Kuhle verbleibt

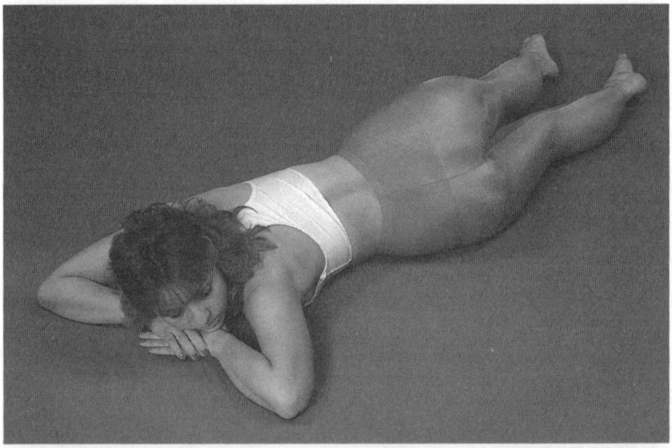

c) Drehung zur anderen Seite

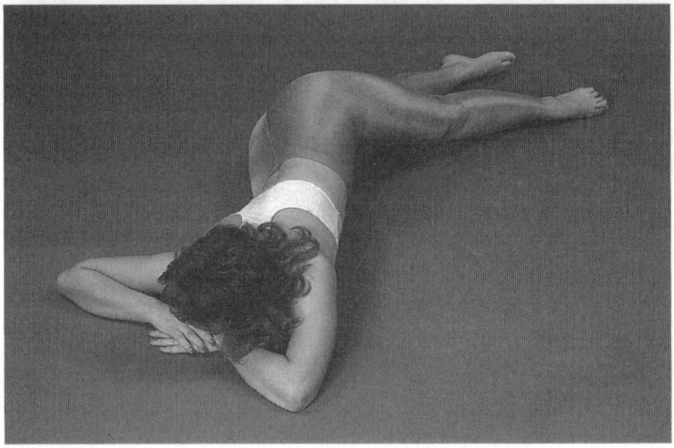

2. Übung

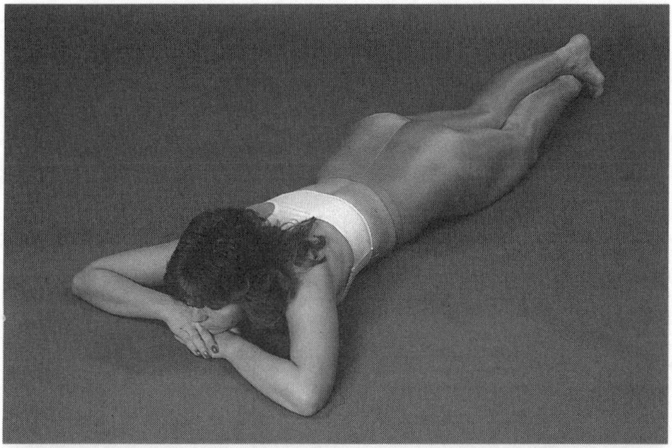

a) In Bauchlage Kinn in die Kuhle legen, rechtes Bein gestreckt über das linke legen

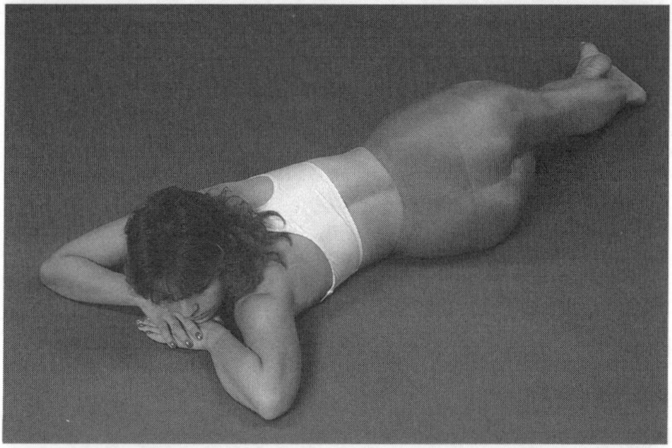

b) Spiralige Drehbewegung nach links bei unveränderter Beinhaltung

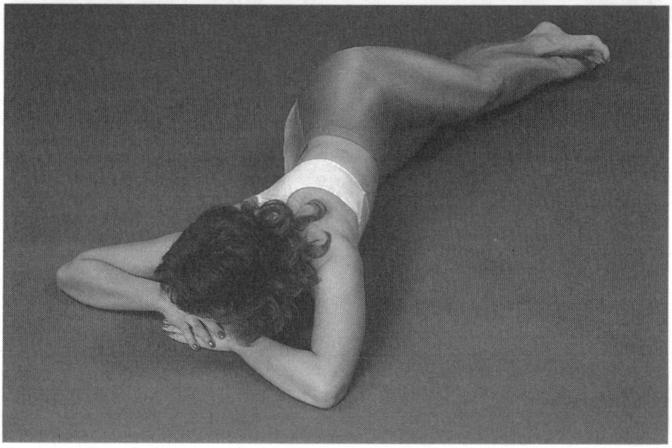

c) Drehung zur anderen Seite

3. Übung

a) In Bauchlage Kinn in die Kuhle legen, linkes Bein gestreckt über das rechte legen

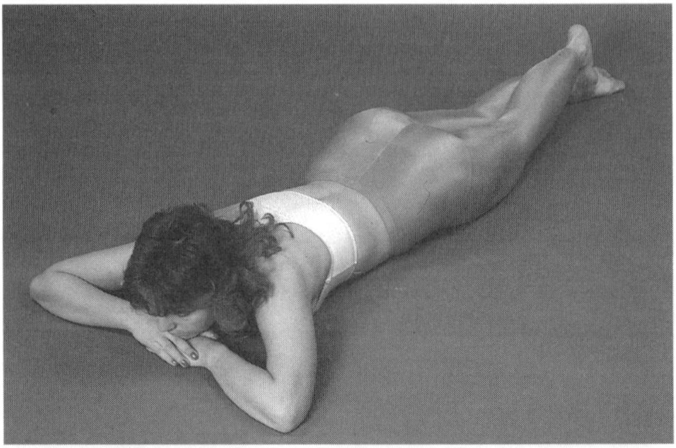

b) Spiralige Drehbewegung nach links bei unveränderter Beinhaltung

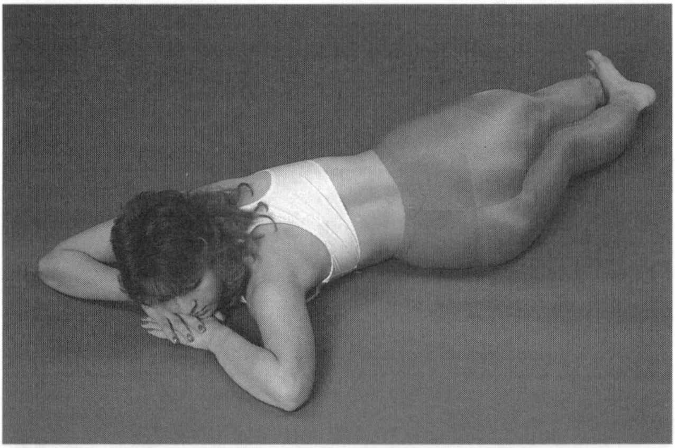

c) Drehung zur anderen Seite

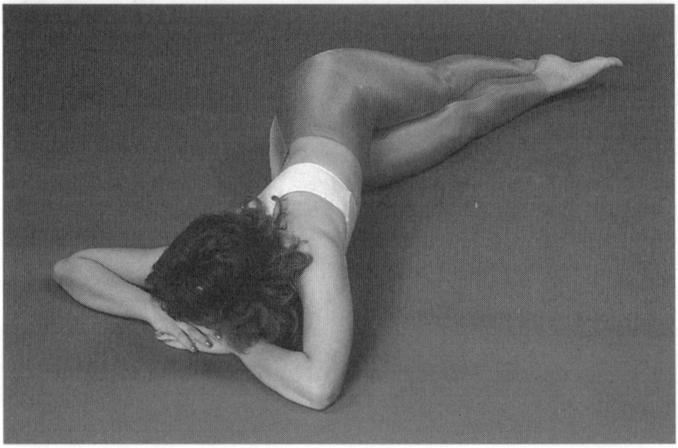

4. Übung

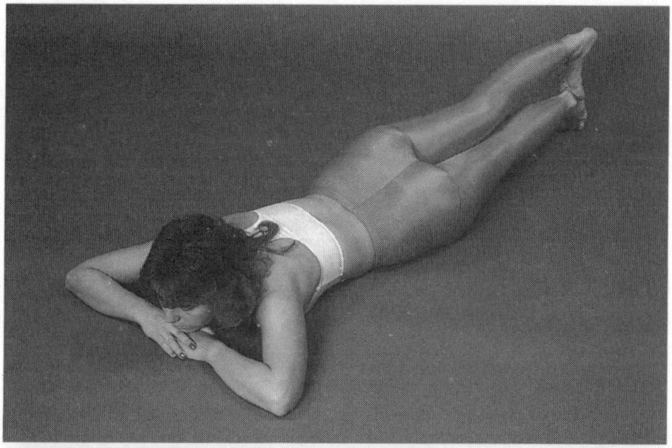

a) In Bauchlage Kinn in die Kuhle legen, Beine strecken und den rechten Fuß mit der Zehenspalte auf die linke Ferse setzen

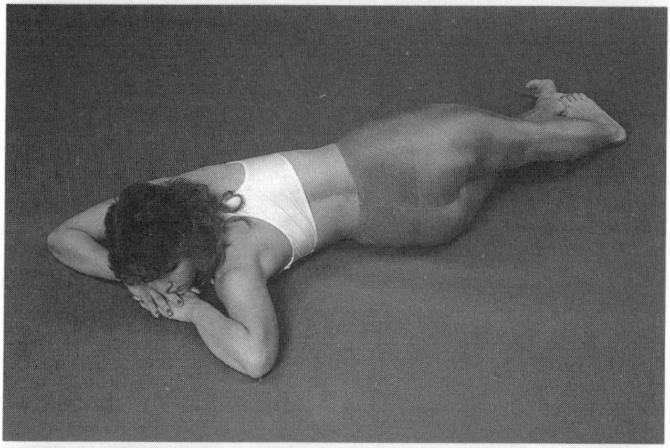

b) Spiralige Drehbewegung, indem die Fersen nach links gehen und die rechte Hüfte sich hebt, während das Kinn in der Kuhle verbleibt

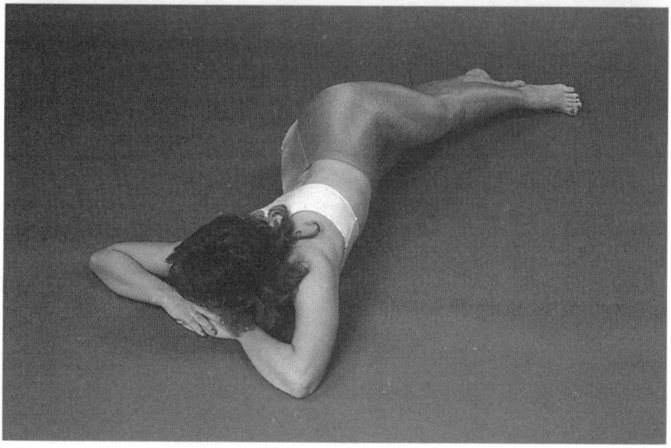

c) Drehung zur anderen Seite

■ 5. Übung

a) In Bauchlage Kinn in die Kuhle legen, Beine strecken und linken Fuß mit der Zehenspalte auf die rechte Ferse setzen

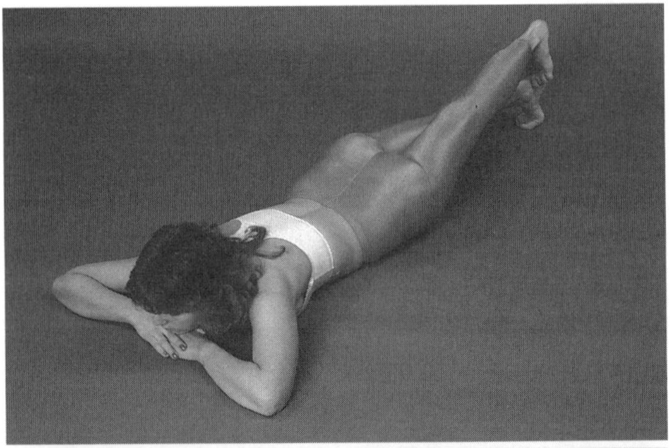

b) Spiralige Drehung nach links bei unveränderter Beinhaltung

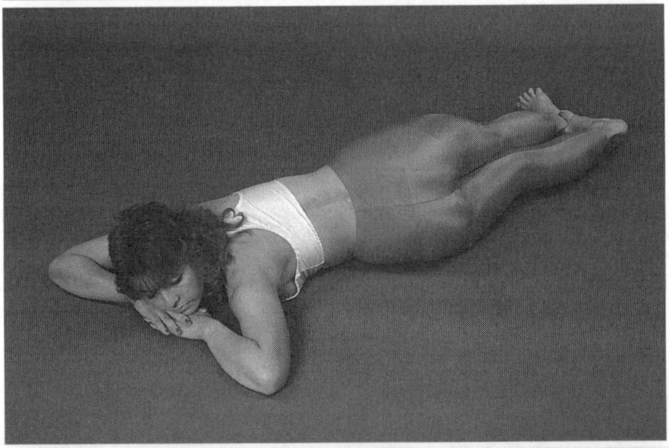

c) Drehung zur anderen Seite

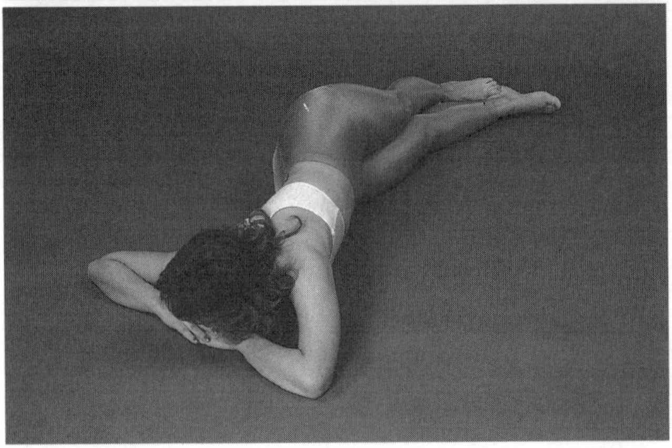

■ 6. Übung

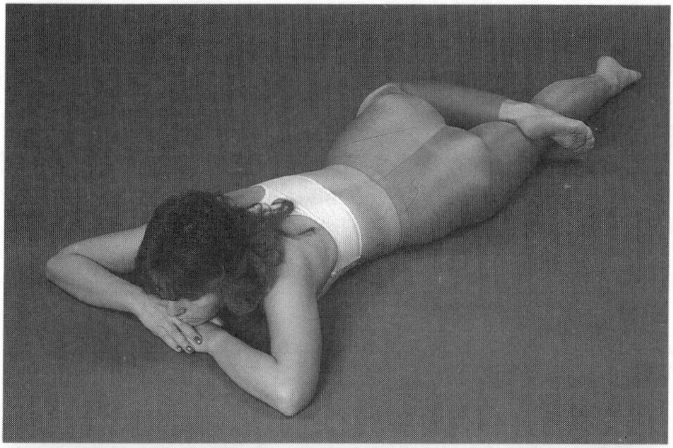

a) Linkes Bein strekken, rechtes Bein abgewinkelt mit dem Knöchel über der linken Kniekehle lagern

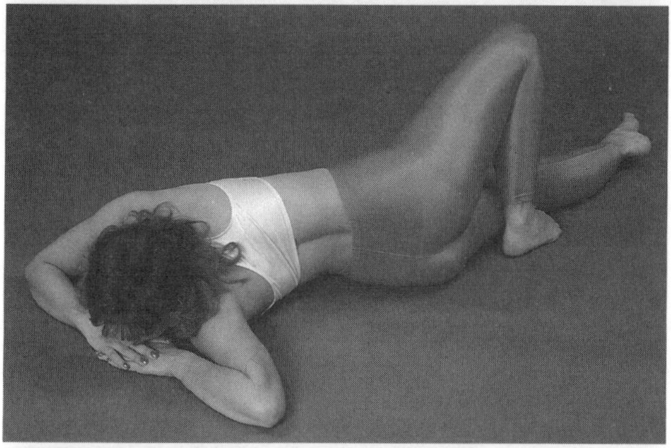

b) Spiralige Drehbewegung nach links bei unveränderter Beinhaltung, rechte Hüfte und rechtes Bein anheben, Schulter hebt sich dabei vom Boden ab

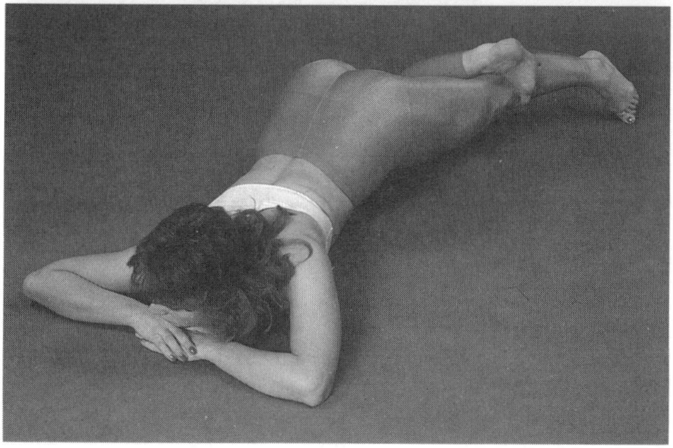

c) Drehung zur anderen Seite, beide Hüften heben sich vom Boden ab, linke Hüfte, so weit es geht, nach rechts drehen

7. Übung

a) Rechtes Bein strekken, linkes Bein abgewinkelt mit dem Knöchel über der rechten Kniekehle lagern

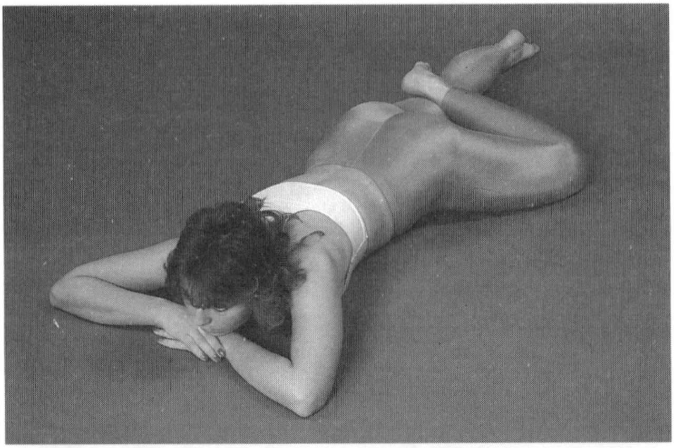

b) Spiralige Drehbewegung nach rechts, linkes Bein und linke Hüfte anheben, linke Schulter hebt sich dabei vom Boden ab

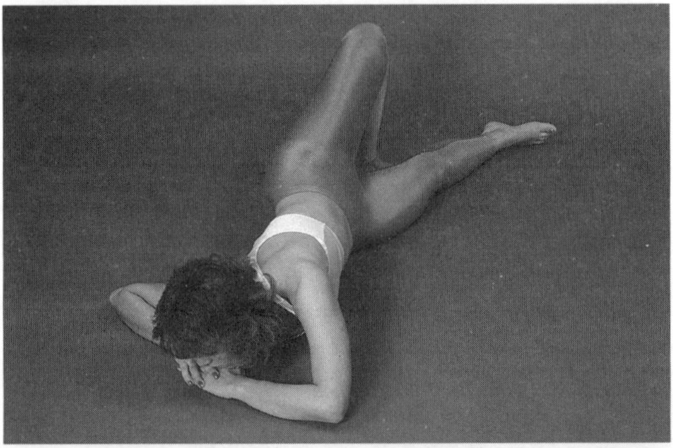

c) Drehung zur anderen Seite, beide Hüften heben sich vom Boden ab, rechte Hüfte, so weit es geht, nach links drehen

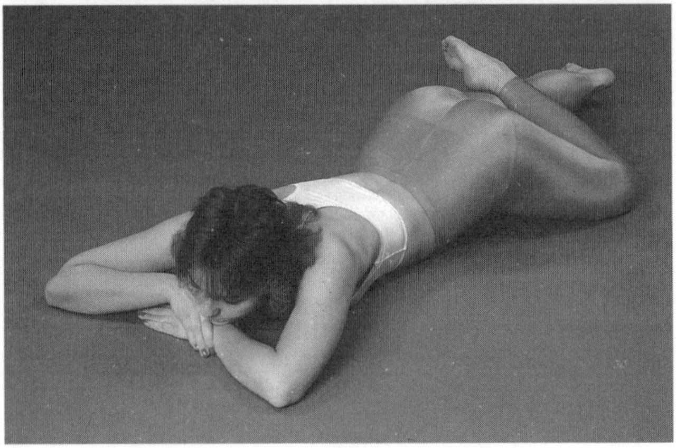

8. Übung

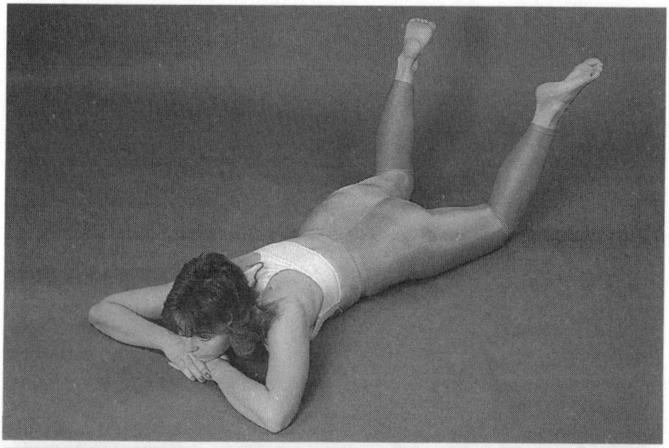

a) Beine stark spreizen und Unterschenkel nach oben anwinkeln

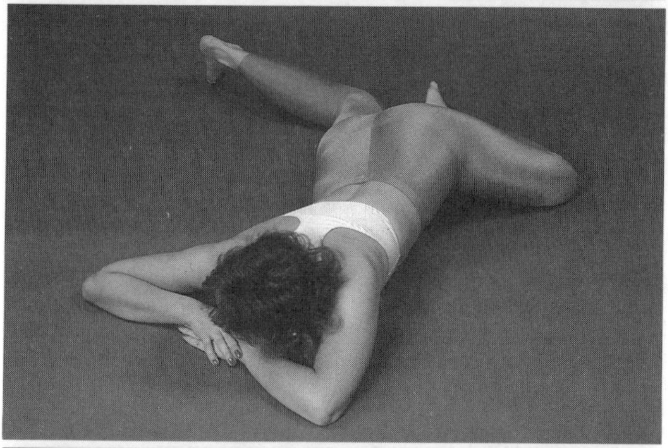

b) Spiralige Drehbewegung nach rechts, linkes Bein und rechte Hüfte liegen am Boden auf

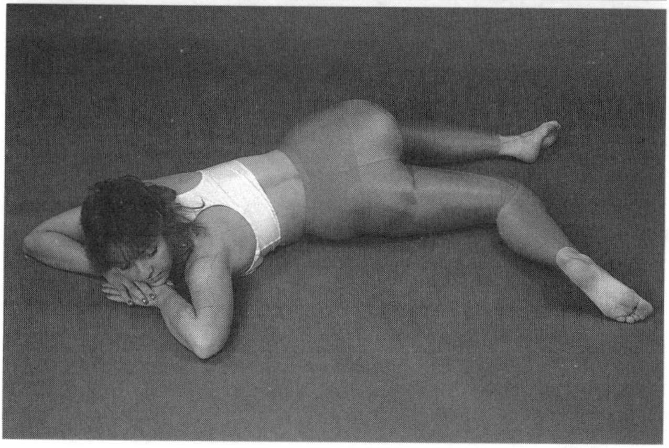

c) Drehung zur anderen Seite, rechtes Bein und linke Hüfte liegen am Boden auf

9. Übung

a) Beine schließen, so daß die Knie sich berühren, Unterschenkel nach oben anwinkeln

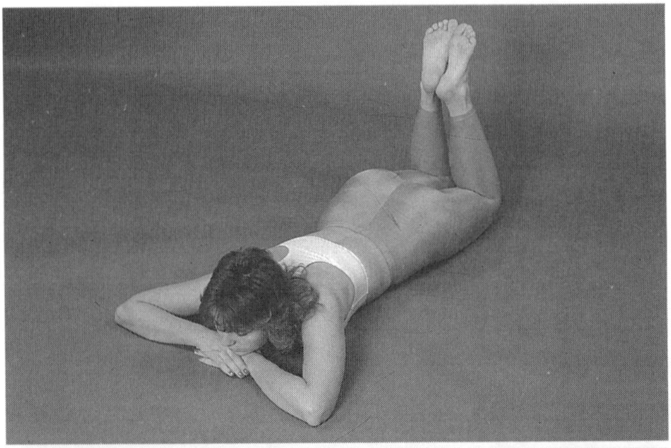

b) Spiralige Drehbewegung nach rechts

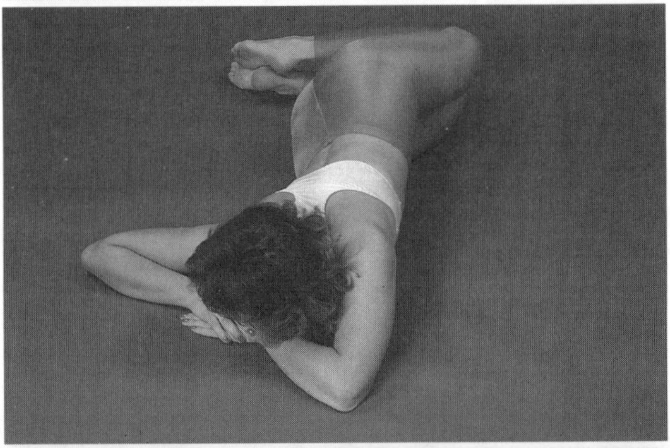

c) Drehung zur anderen Seite

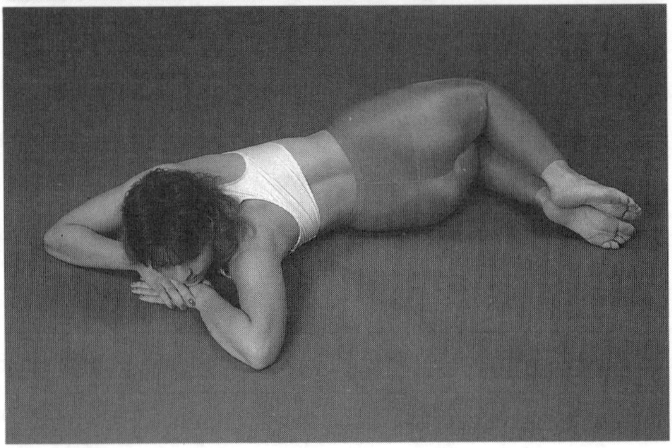

4. Serie: 12 Übungen

Wie schon erwähnt, werden die 12 Übungen der 4. Serie in sitzender Stellung durchgeführt. Sie sind nicht schwer, teilweise sogar mühelos auszuüben. Auch in dieser Serie werden die spiraligen Drehbewegungen fortgeführt. Die scheinbar geringfügigen Veränderungen der Beinstellungen oder der Körperhaltung haben zur Folge, daß auf die Wirbel der ganzen Wirbelsäule eine Art Hebelwirkung ausgeübt wird, und zwar auf milde Weise, die sich außerordentlich günstig auswirkt.
Jede Übung wird wiederum 6mal ausgeführt, die Atemtechnik bleibt unverändert.
Scheinbar wiederholen sich in allen Serien die Drehbewegungen auf die gleiche Weise. Der Übende wird jedoch schon bald feststellen, daß durch die jeweils geänderte Körperlage auch andere Bewegungen erfolgen: Wie von selbst werden nach und nach sämtliche neuralgischen Punkte bewegt, spiralig gedreht, gedehnt – mit einem Wort: durchgearbeitet.

1. Übung

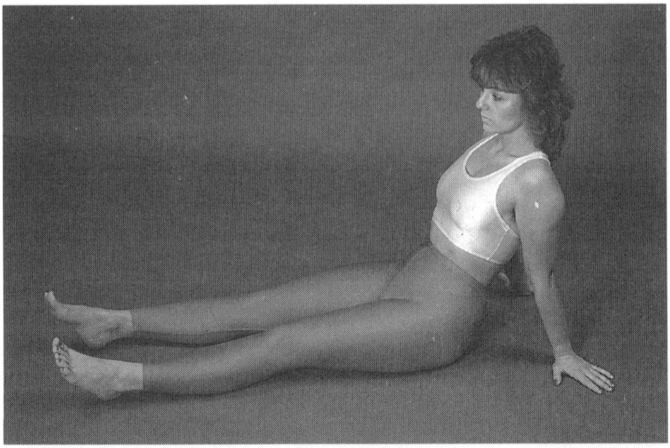

a) In Sitzhaltung Beine strecken und Oberkörper mit den Armen nach hinten abstützen, Fingerspitzen zeigen nach außen, Wirbelsäule gerade halten!

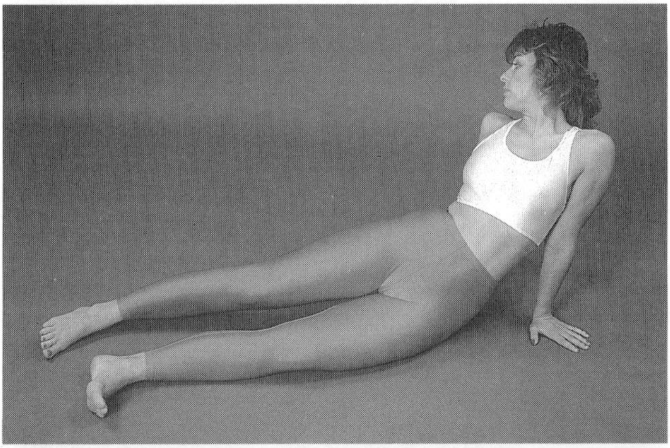

b) Gesäß am Boden, spiralige Drehbewegung nach links mit Gegenbewegung des Kopfes, beide Füße zeigen nach links, linkes Bein liegt am Boden auf

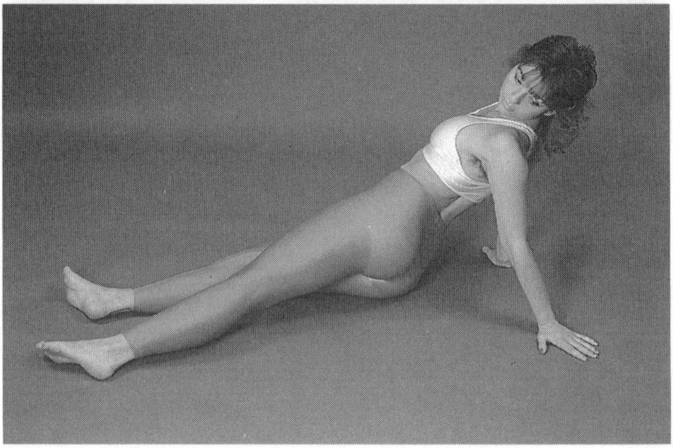

c) Drehung zur anderen Seite, beide Füße zeigen nach rechts, rechtes Bein liegt am Boden auf

2. Übung

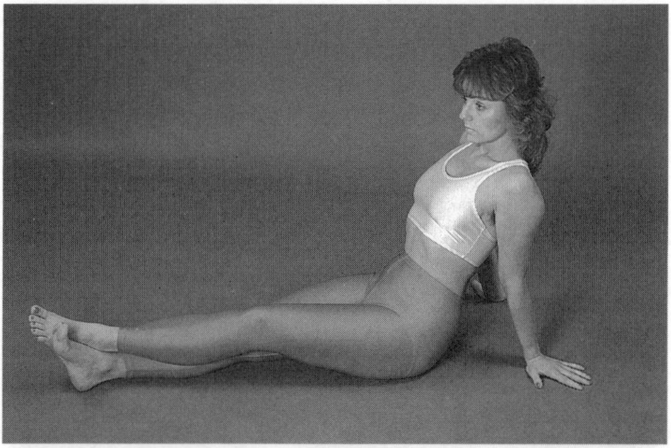

a) In Sitzhaltung Beine strecken und Oberkörper mit den Armen nach hinten abstützen, Fingerspitzen zeigen nach außen, linkes Bein gestreckt über das rechte Bein legen

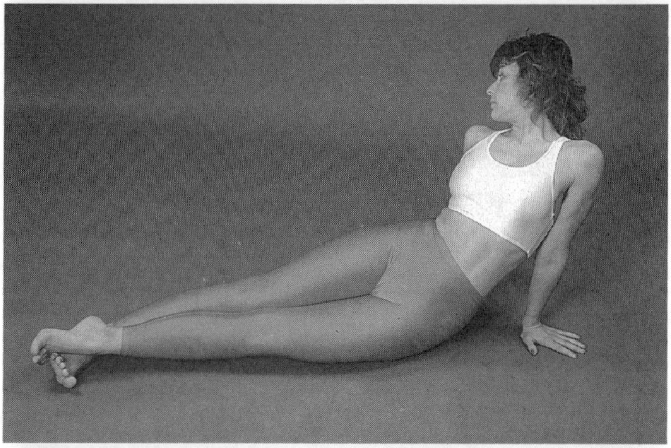

b) Spiralige Drehbewegung nach links, wobei die rechte Hüfte angehoben wird, mit Gegenbewegung des Kopfes

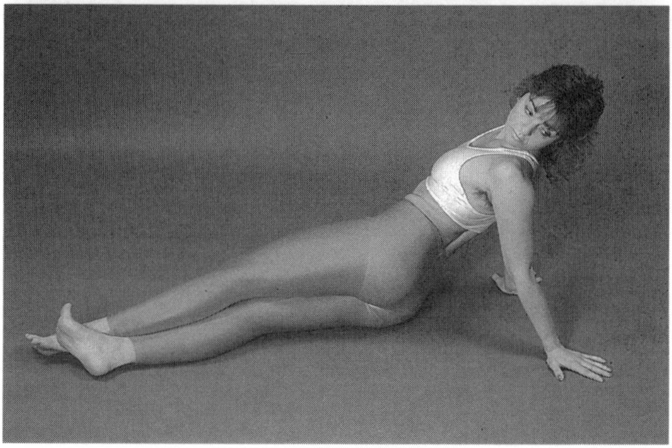

c) Drehung zur anderen Seite

■ 3. Übung

a) In Sitzhaltung Beine strecken und Oberkörper mit den Armen nach hinten abstützen, Fingerspitzen zeigen nach außen, rechtes Bein gestreckt über das linke Bein legen

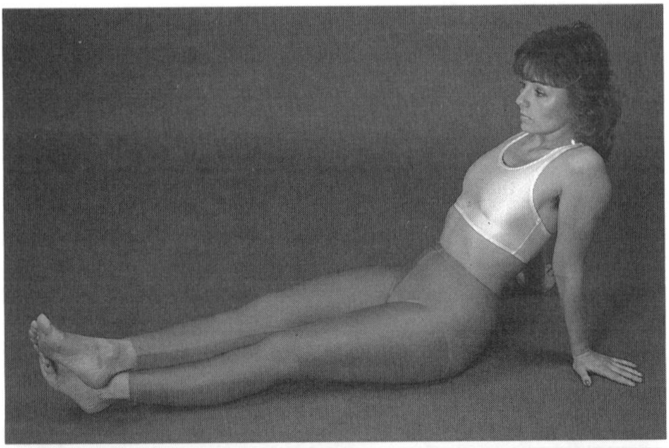

b) Spiralige Drehbewegung nach links, wobei die rechte Hüfte angehoben wird, Gegenbewegung des Kopfes

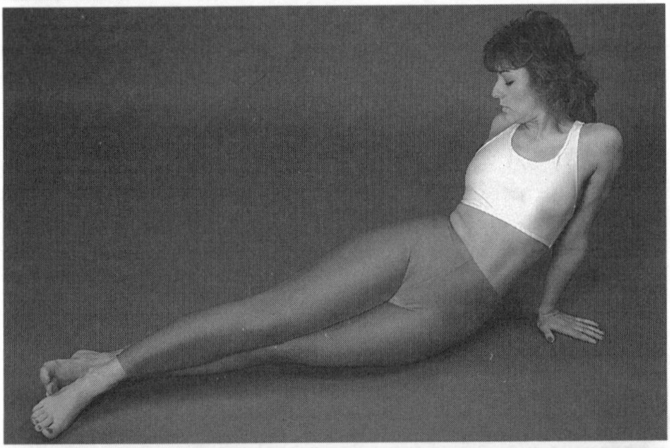

c) Drehung zur anderen Seite

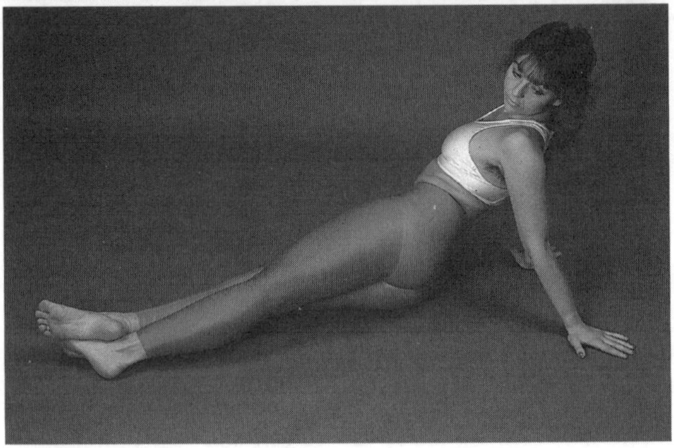

■ 4. Übung

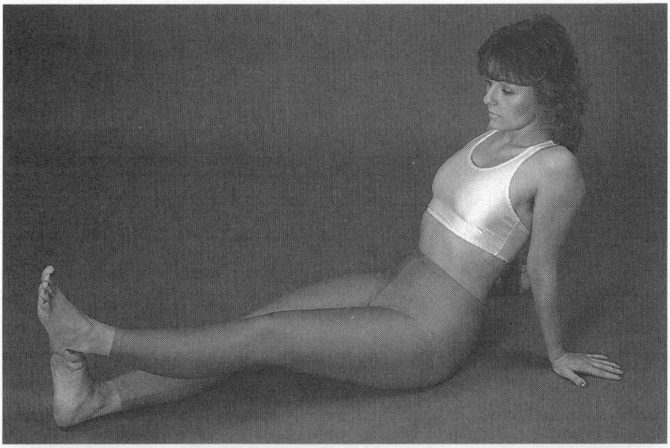

a) In Sitzhaltung Beine strecken und Oberkörper mit den Armen nach hinten abstützen, Fingerspitzen zeigen nach außen, linke Ferse in Zehenspalte des rechten Fußes aufsetzen

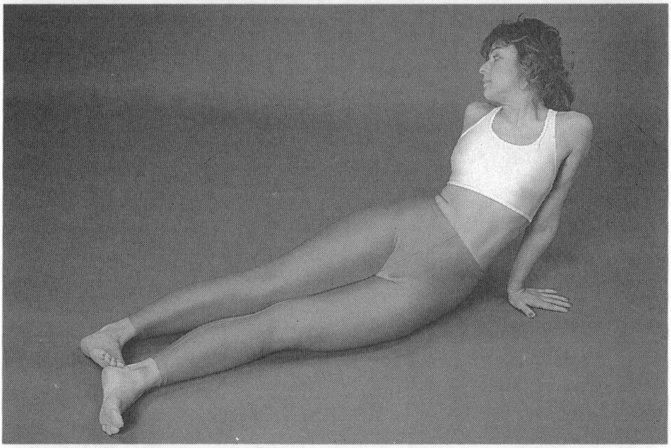

b) Spiralige Drehbewegung nach links mit Gegenbewegung des Kopfes, rechte Hüfte anheben, ein Teil des Gesäßes bleibt am Boden

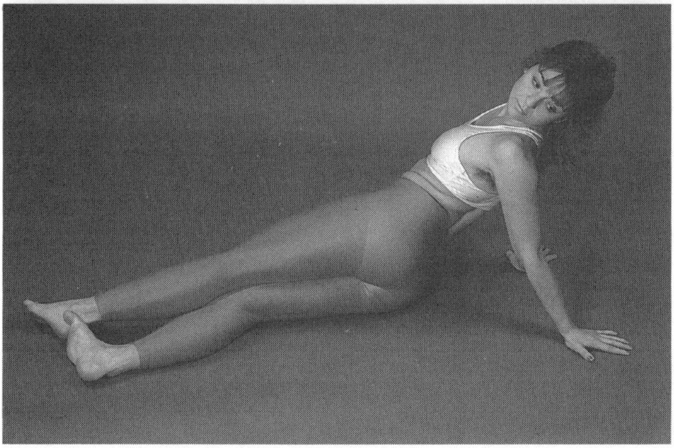

c) Drehung zur anderen Seite

5. Übung

a) In Sitzhaltung Beine strecken und Oberkörper mit den Armen nach hinten abstützen, Fingerspitzen zeigen nach außen, rechte Ferse in Zehenspalte des linken Fußes aufsetzen

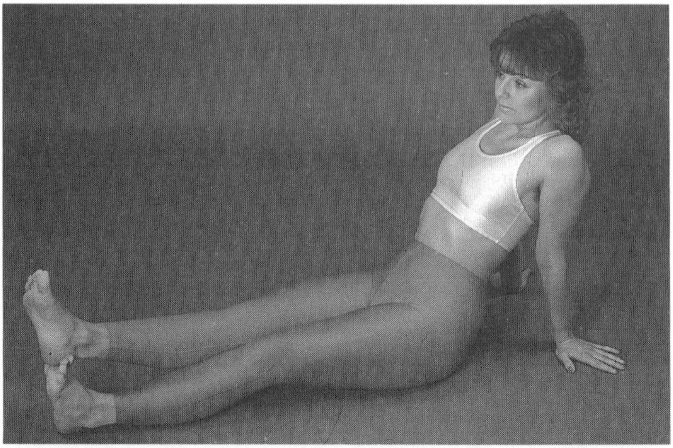

b) Spiralige Drehbewegung nach links, Gegenbewegung des Kopfes, rechte Hüfte anheben, Teil des Gesäßes bleibt am Boden

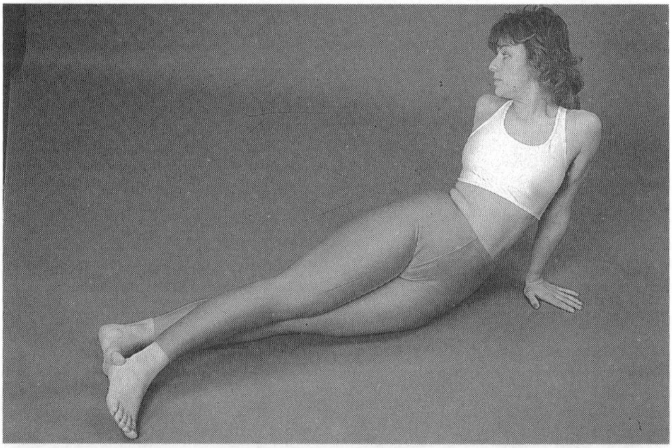

c) Drehung zur anderen Seite

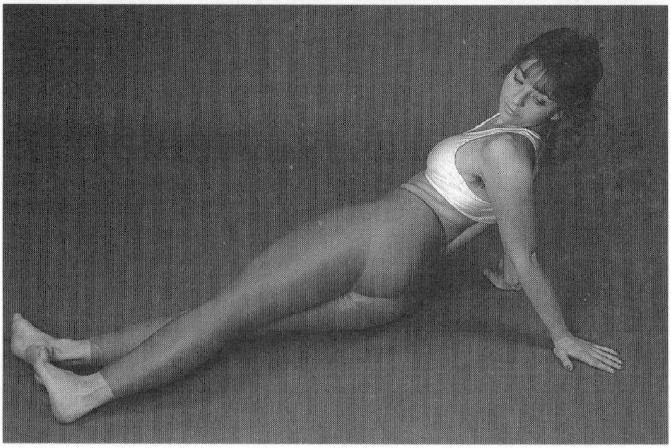

6. Übung

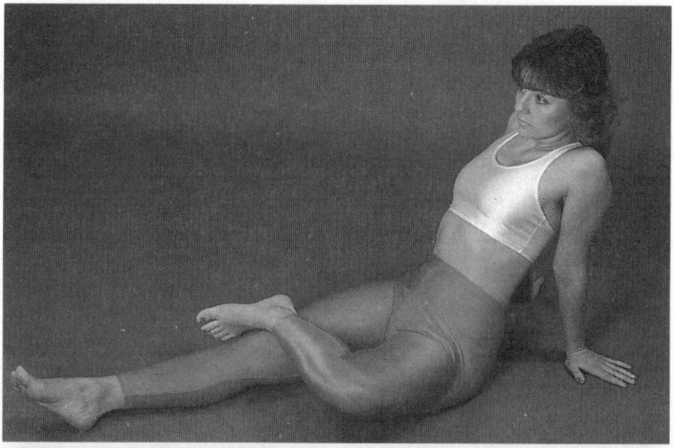

a) In Sitzhaltung Oberkörper mit den Armen nach hinten abstützen, rechtes Bein strecken, linkes Bein abwinkeln und mit dem Gelenk auf die rechte Kniescheibe legen

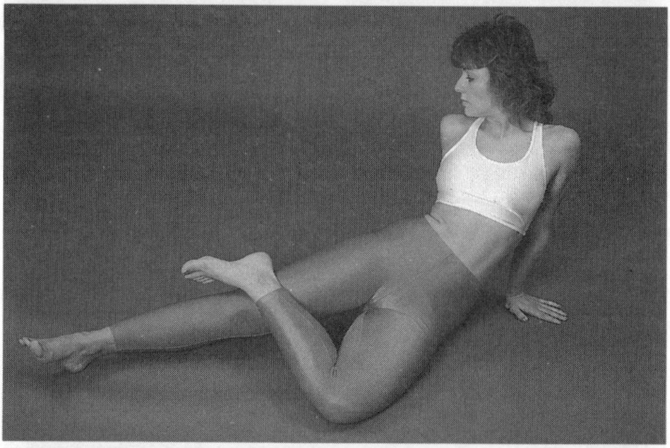

b) Spiralige Drehbewegung nach links mit Gegenbewegung des Kopfes, rechte Hüfte anheben, linkes Knie berührt den Boden, Teil des Gesäßes bleibt am Boden

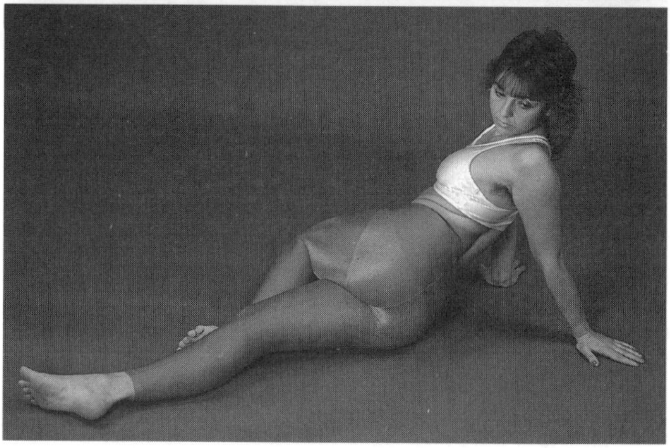

c) Drehung zur anderen Seite

7. Übung

a) In Sitzhaltung Oberkörper mit den Armen nach hinten abstützen, linkes Bein strecken, rechtes Bein abwinkeln und mit dem Gelenk auf die linke Kniescheibe legen

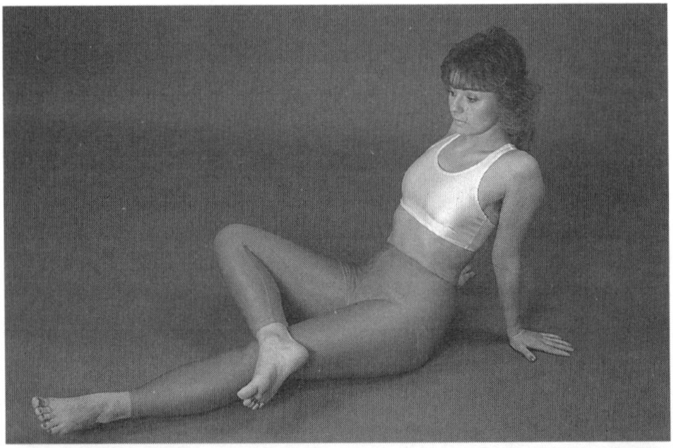

b) Spiralige Drehbewegung nach links mit Gegenbewegung des Kopfes, rechte Hüfte wird angehoben, unterer Teil des rechten Beines berührt den Boden

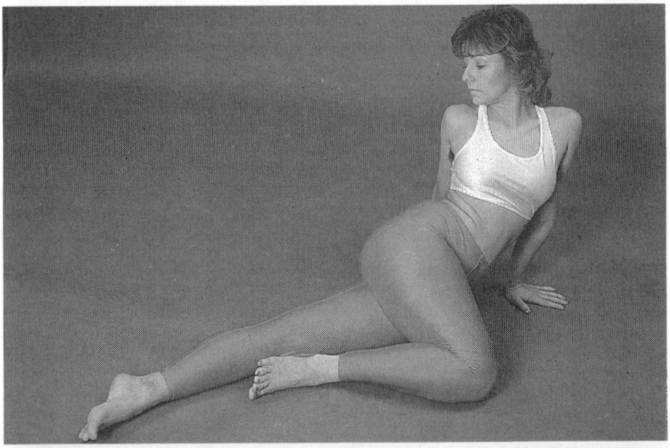

c) Drehung zur anderen Seite, linke Hüfte wird angehoben, oberer Teil des rechten Beines berührt den Boden

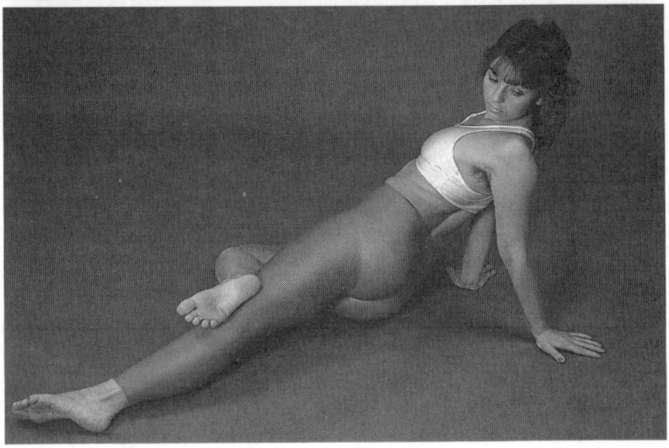

■ 8. Übung

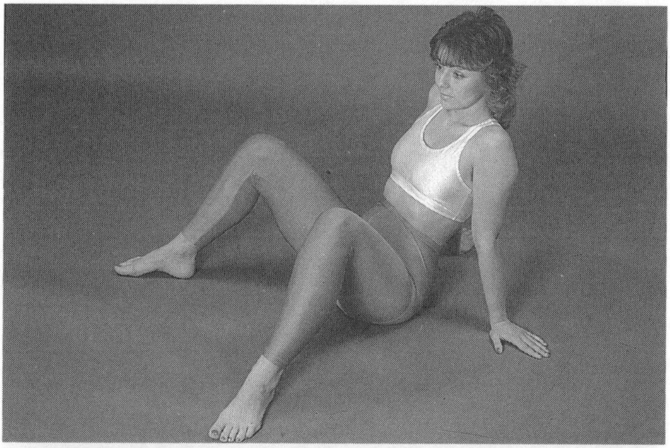

a) In Sitzstellung den Körper mit den Armen nach hinten abstützen, Beine anwinkeln und stark spreizen

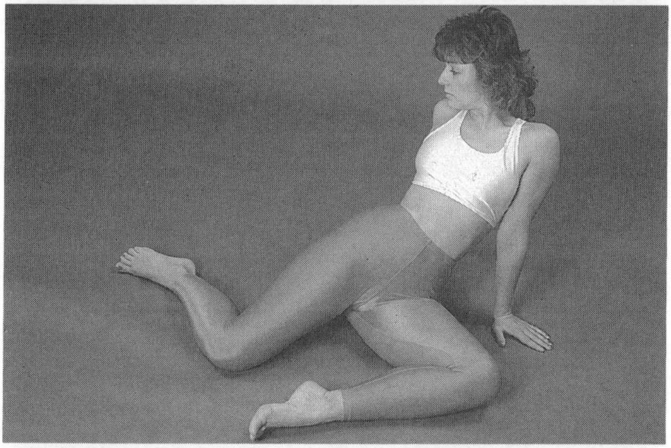

b) Spiralige Drehbewegung nach links mit Gegenbewegung des Kopfes, beide Beine, so weit wie möglich, auf den Boden auflegen

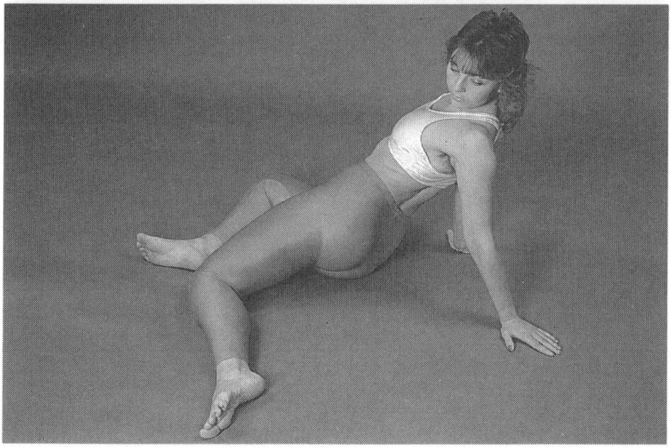

c) Drehung zur anderen Seite, beide Beine, so weit wie möglich, auf den Boden legen

9. Übung

a) In Sitzstellung Körper mit den Armen nach hinten abstützen, Beine anwinkeln und eng schließen

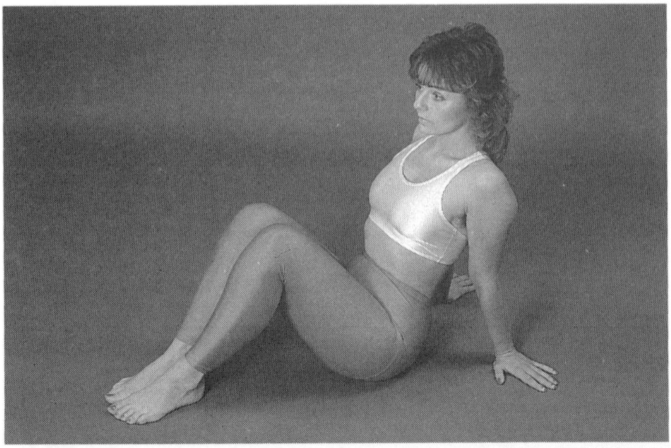

b) Bei unveränderter Beinhaltung spiralige Drehung nach links mit Gegenbewegung des Kopfes

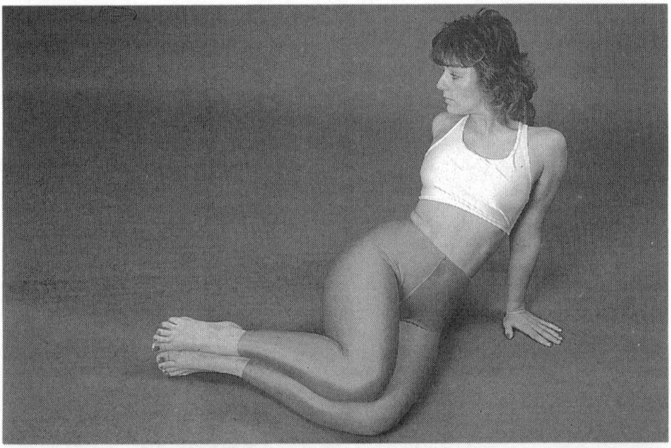

c) Drehung zur anderen Seite

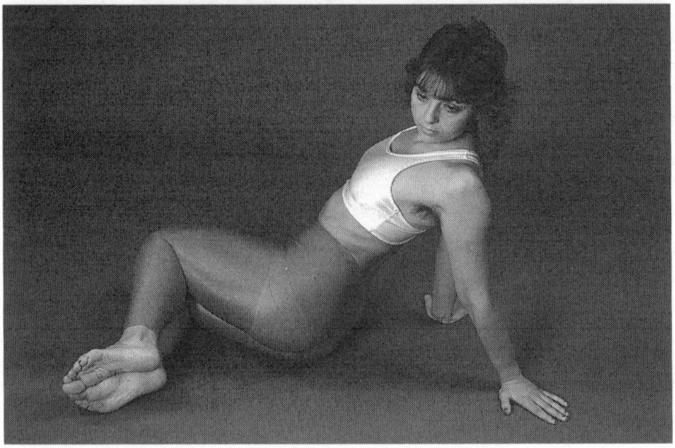

■ 10. Übung

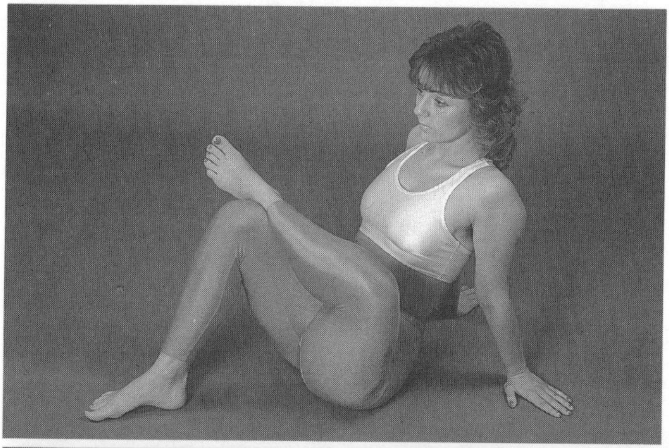

a) Sitzstellung, Körper mit den Armen nach hinten abstützen, Beine anwinkeln und linkes Bein auf den rechten Oberschenkel legen

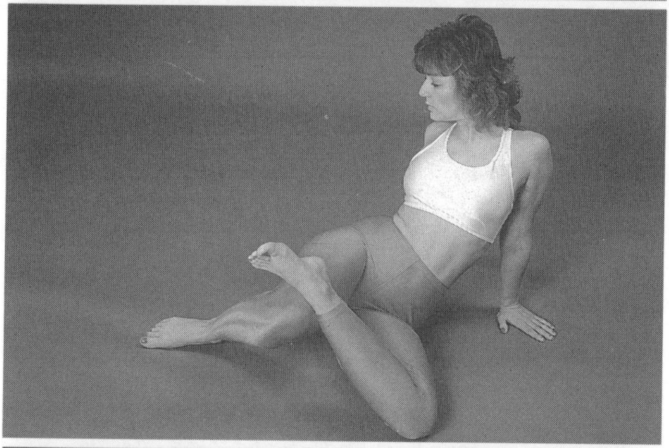

b) Spiralige Drehbewegung nach links mit Gegenbewegung des Kopfes, rechte Hüfte anheben, linkes Bein berührt den Boden

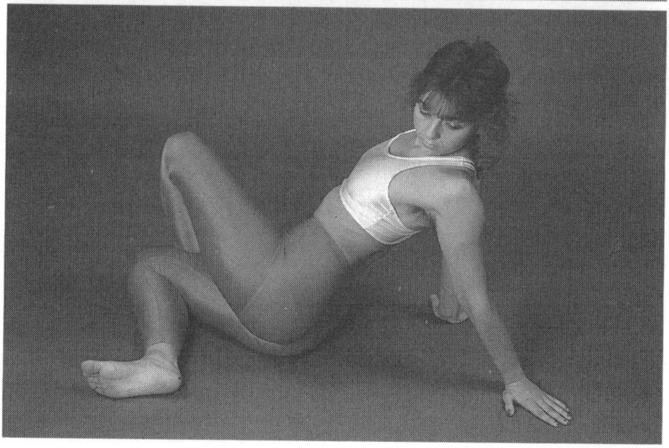

c) Drehung zur anderen Seite, linke Hüfte anheben, rechtes Bein berührt den Boden

11. Übung

a) Sitzstellung, Körper mit den Armen nach hinten abstützen, Beine anwinkeln, rechtes Bein auf den linken Oberschenkel legen

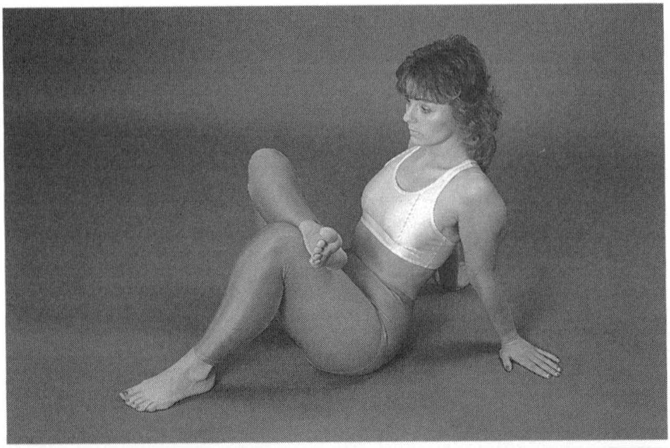

b) Spiralige Drehbewegung nach links mit Gegenbewegung des Kopfes, der rechte Fuß erreicht den Boden, rechte Hüfte wird angehoben, linkes Bein berührt den Boden

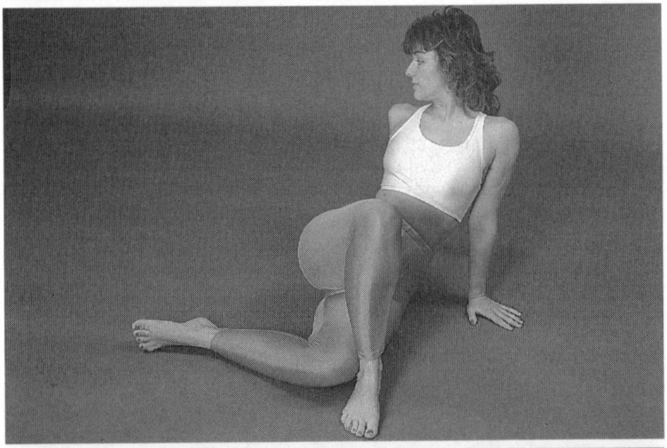

c) Drehung zur anderen Seite, linke Hüfte wird angehoben, rechtes Bein berührt den Boden

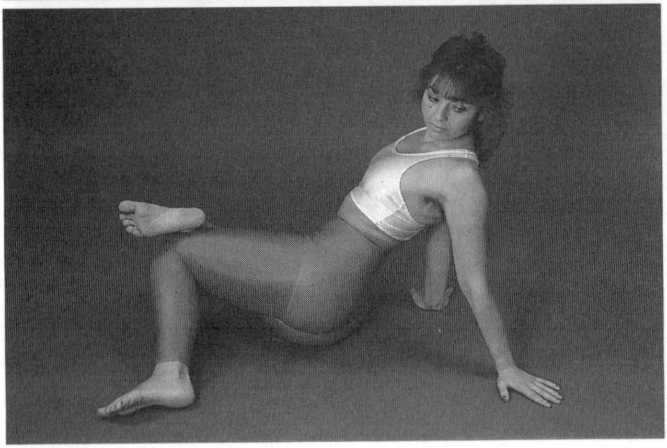

12. Übung

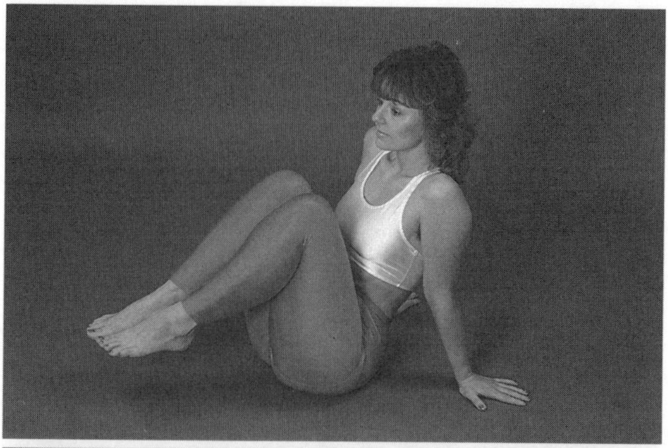

a) Sitzstellung, Körper mit den Armen nach hinten abstützen, Beine schließen und angewinkelt vom Boden abheben, Füße sollten während des Übungsverlaufes nicht aufgesetzt werden

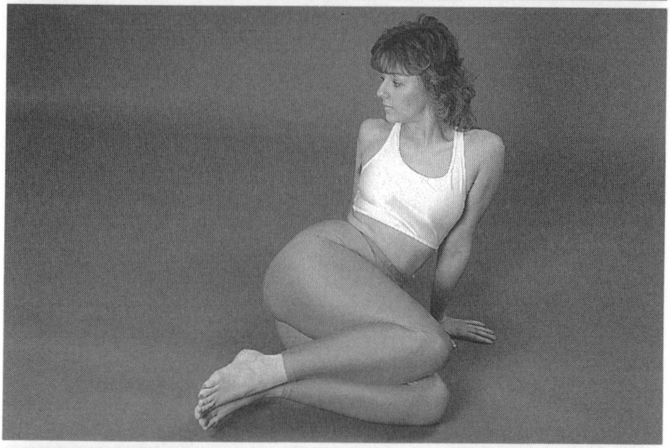

b) Spiralige Drehbewegung nach links mit Gegenbewegung des Kopfes

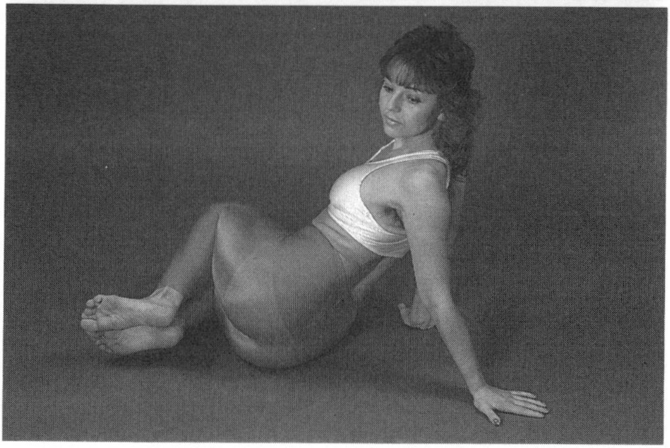

c) Drehung zur anderen Seite
Diese Übung kann beliebig lange ausgeführt werden – bei normaler Atmung. Abschließend sei nochmals betont, daß jede einzelne Phase langsam geübt werden muß. Vor der nächsten Übung die Fisch-Entspannung nicht vergessen!

5. Serie: 11 Übungen

Naturgemäß steigert sich der Schwierigkeitsgrad unseres Übungsteils von Serie zu Serie. Die 5. Serie stellt erhebliche Anforderungen an den Übenden, die selbst der Fortgeschrittene nicht unterschätzen sollte. Als Anfangsprogramm ist sie deshalb unter keinen Umständen geeignet. Wer an Rückenschmerzen leidet, sollte zunächst nur die 1. Serie üben. Bei Haltungs- oder Bandscheibenschäden ist bei spiraligen Drehübungen mit abgehobenem Gesäß grundsätzlich Vorsicht geboten.
In dieser letzten Serie werden die bereits bekannten Beinstellungen wiederholt. Die Wirbelsäule wird dabei jedesmal an einer anderen Stelle beansprucht, wobei sie aber außerdem in ihrer Tragfähigkeit erheblich belastet wird. Auf den Abbildungen sehen diese Übungen einfach aus. Die Schwierigkeit besteht vor allem darin, die Wirbelsäule geradezuhalten, d. h., sowohl der Rücken als auch Gesäß und Hüften berühren während des gesamten Übungsverlaufes nicht den Boden! Übende mit schwacher Armmuskulatur neigen dazu, sich fallen oder die Wirbelsäule durchsacken zu lassen.
Wichtig ist also, die 5. Serie erst nach einer langen Übungszeit zu probieren. Die Übungen werden durchweg bei normaler Atmung ausgeführt, weil sie eine erhebliche physische Anstrengung bedeuten. Während des gesamten Übungsverlaufes der Übungen 1 bis 5 ist der Körper nur auf Hände und Füße gestützt.
Für sämtliche Übungen dieser Serie gilt außerdem die gleiche Armstellung. Das Körpergewicht ruht mehr oder weniger auf den gestreckten Armen, die leicht gedreht werden müssen, so daß die Hände vom Körper wegzeigen. Der Kopf kann entweder angehoben oder aber, was günstiger ist, in der Längsachse gehalten werden. Er dreht sich jeweils spiralig mit, wie aus den ersten Serien bereits bekannt.
Nach jeder Übung dieser Serie ist es unerläßlich, sich mittels einer Entspannungsübung (Fisch-Entspannung) auszuruhen.
Es sei nochmals betont, daß die Reihenfolge der Serien 1 bis 5 strikt eingehalten werden muß, sofern überhaupt alle Serien geübt werden. Bei schweren Rückenschäden genügt die 1. Serie. Erzwingen läßt sich nichts; nur Beharrlichkeit und tägliches Üben führen zum Ziel.

■ 1. Übung

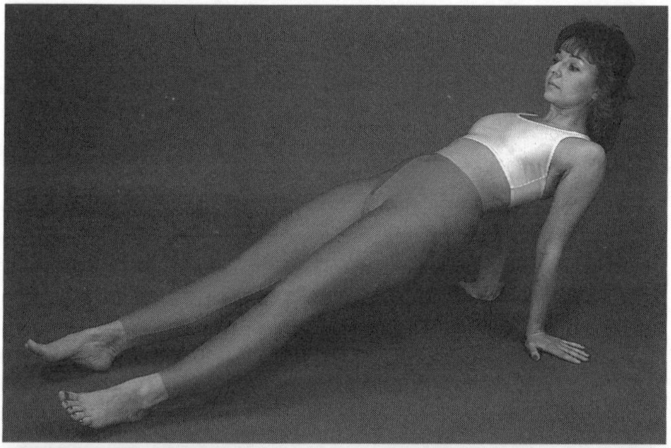

a) Körper mit gestreckten Armen hochstützen, die Fersen befinden sich im Abstand von etwa 20 cm auf dem Boden

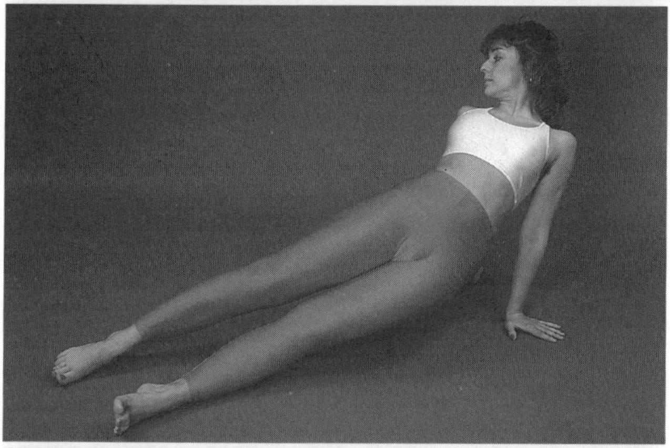

b) Spiralige Drehung nach links mit Gegenbewegung des Kopfes, wobei die Hüfte jeweils angehoben werden soll

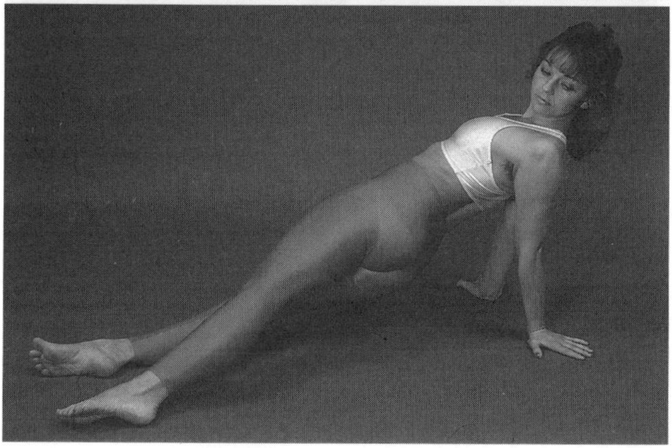

c) Drehung zur anderen Seite

■ 2. Übung

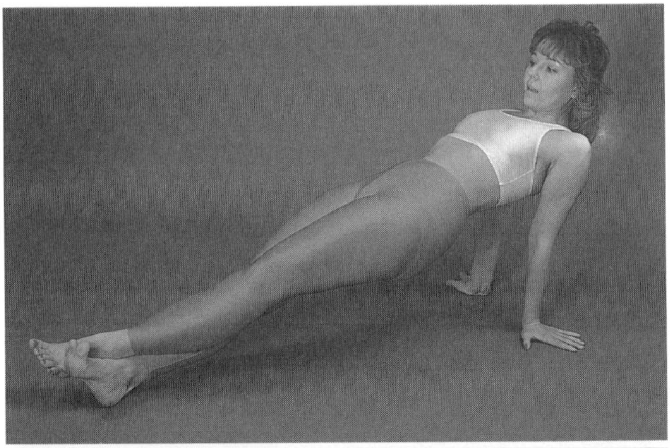

a) Körper mit gestreckten Armen hochstützen, linkes Bein über das rechte legen, Körpergewicht ruht auf den Armen und der rechten Ferse

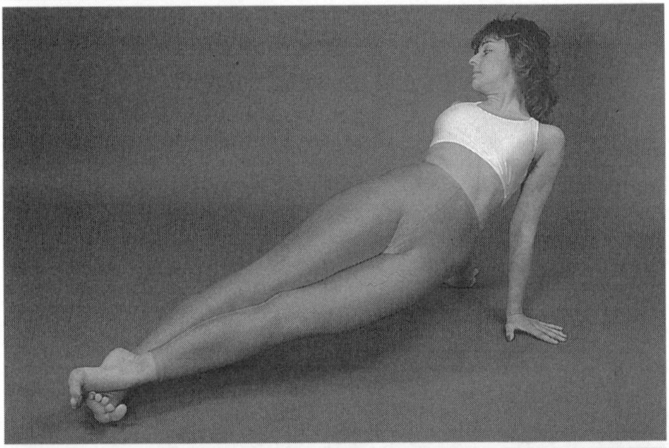

b) Spiralige Drehbewegung nach links mit Gegenbewegung des Kopfes

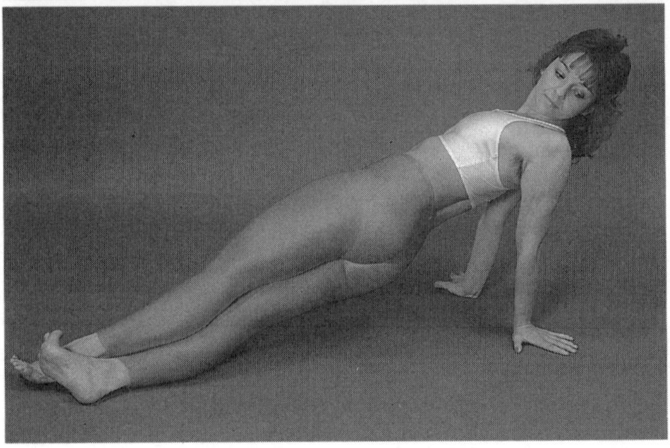

c) Drehung zur anderen Seite

3. Übung

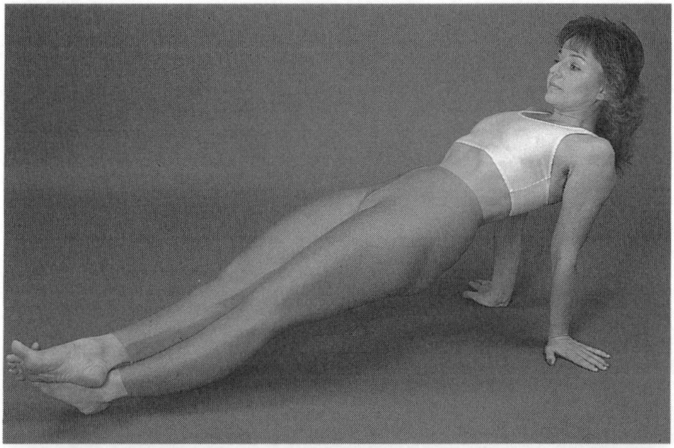

a) Körper mit gestreckten Armen hochstützen, Beine strecken, linkes Bein über das rechte legen, Körpergewicht ruht auf den Armen und der linken Ferse

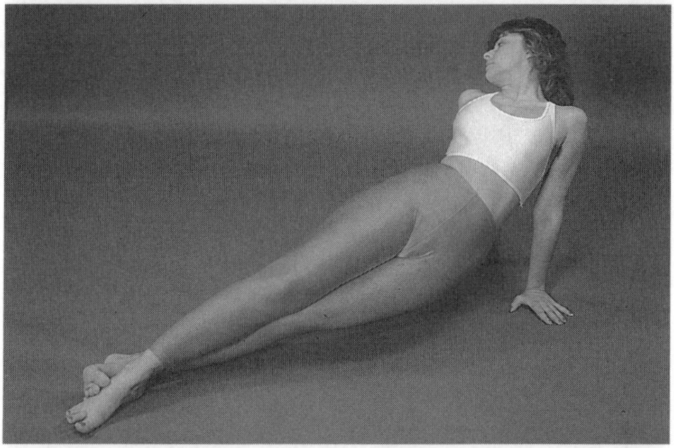

b) Spiralige Drehbewegung nach links mit Gegenbewegung des Kopfes

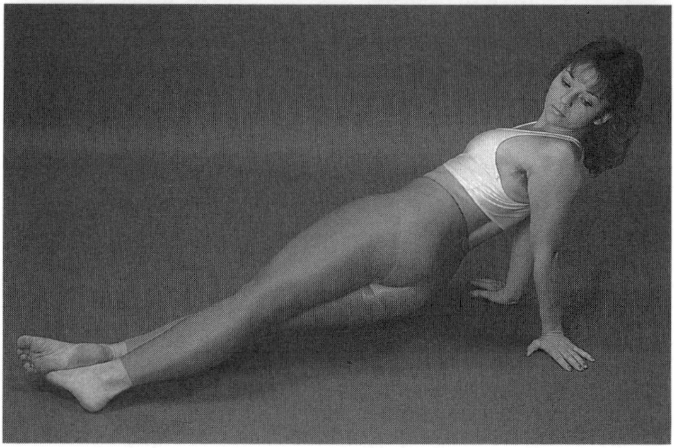

c) Drehung zur anderen Seite

4. Übung

a) Körper mit gestreckten Armen hochstützen, linke Ferse zwischen die Zehen des rechten Fußes setzen

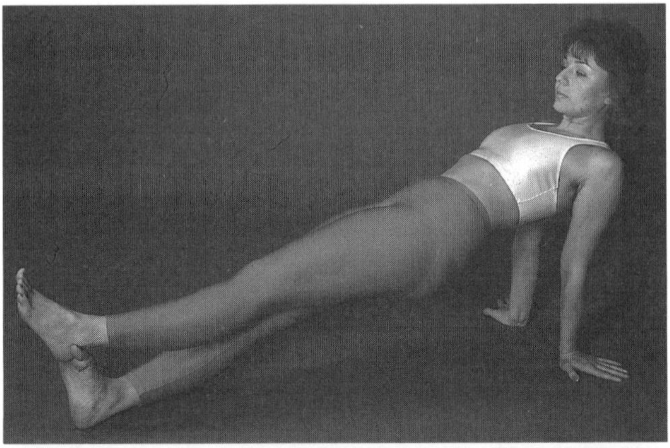

b) Sehr langsam spiralige Drehbewegung nach links mit Gegenbewegung des Kopfes

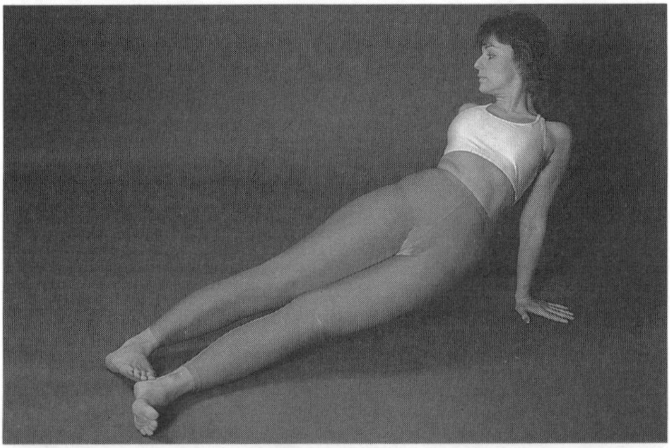

c) Drehung zur anderen Seite
Mit dieser Übung erfährt die Serie eine weitere Steigerung. Sie stellt noch höhere Ansprüche an die Wirbelsäule, die durch längeres Training bereits erholt und weitgehend gesundet sein muß

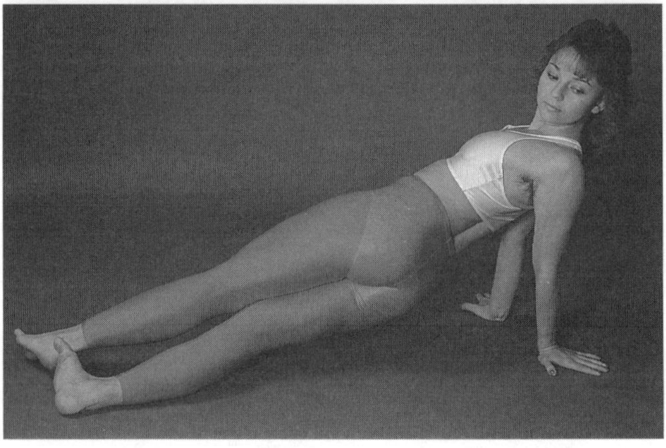

5. Übung

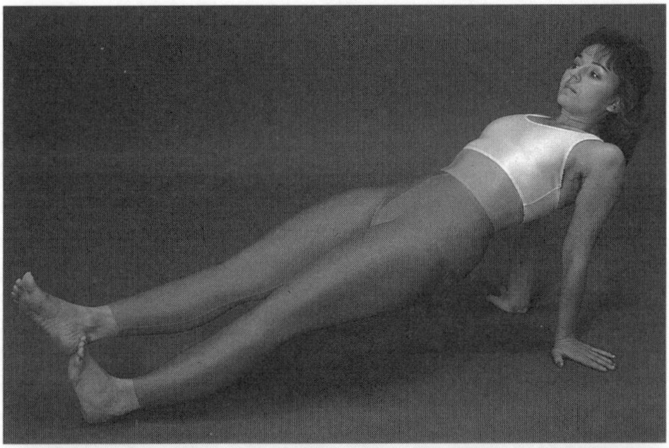

a) Körper mit gestreckten Armen hochstützen, rechte Ferse zwischen die Zehen des linken Fußes setzen

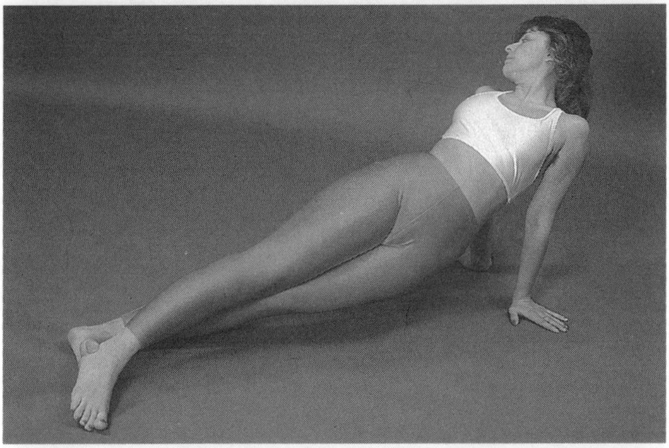

b) Sehr langsam spiralige Drehbewegung nach links mit Gegenbewegung des Kopfes

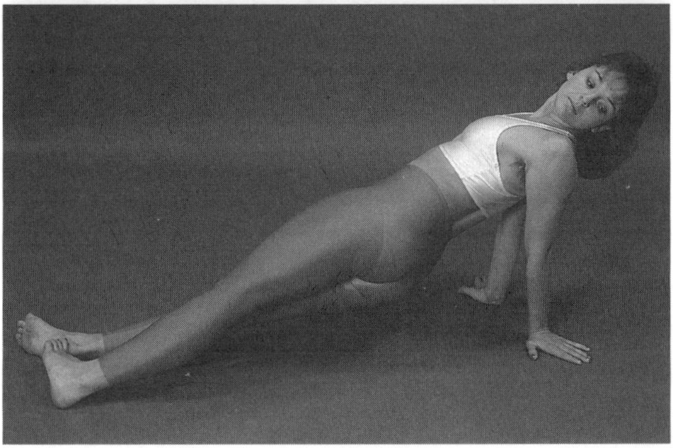

c) Drehung zur anderen Seite

6. Übung

a) Körper mit gestreckten Armen hochstützen, linkes Bein abwinkeln und mit dem Knöchel über dem Knie des gestreckten rechten Beines aufsetzen, Körpergewicht ruht wieder nur auf Armen und einer Ferse

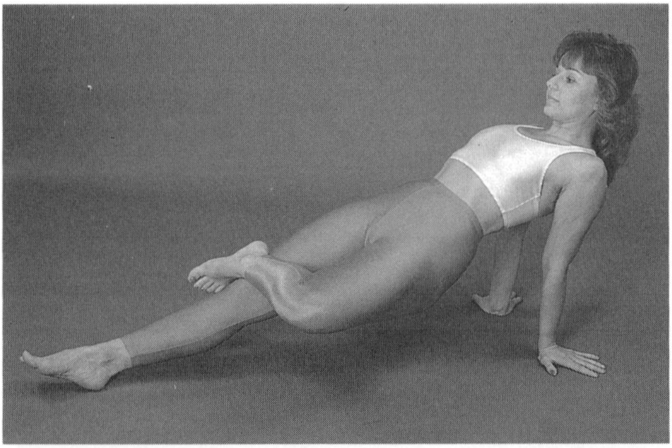

b) Spiralige Drehbewegung nach links mit Gegenbewegung des Kopfes

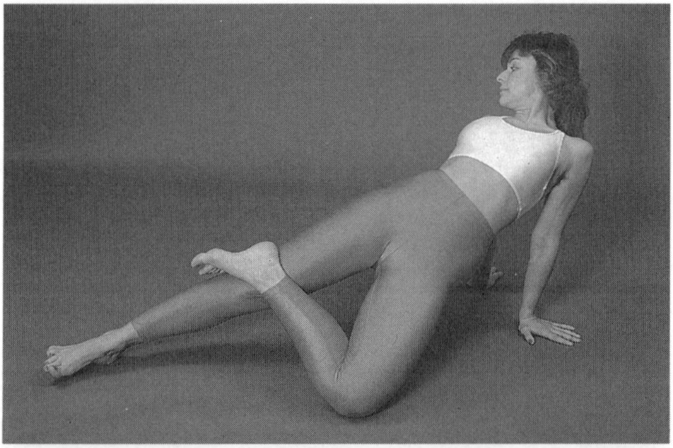

c) Drehung zur anderen Seite

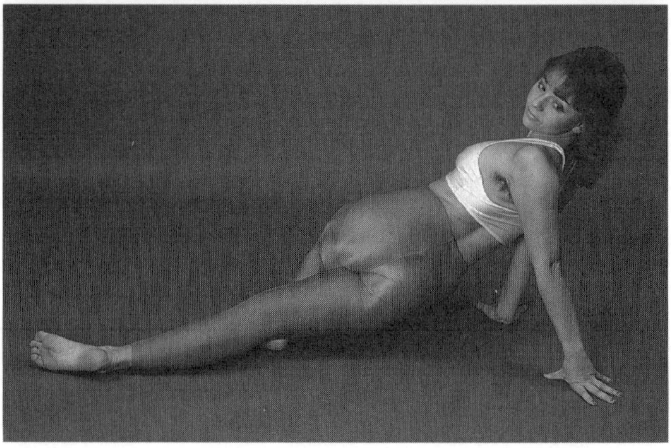

7. Übung

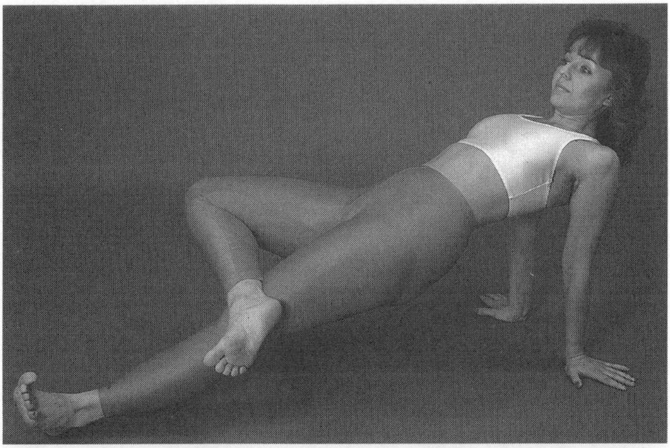

a) Körper mit gestreckten Armen hochstützen, rechtes Bein abwinkeln und mit dem Knöchel über dem Knie des gestreckten linken Beins aufsetzen

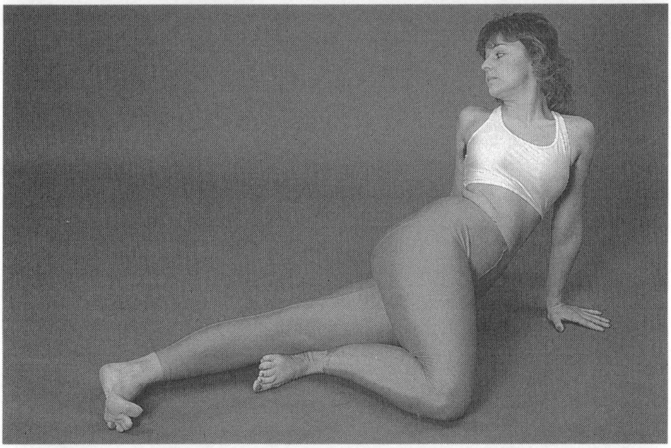

b) Spiralige Drehbewegung nach links mit Gegenbewegung des Kopfes

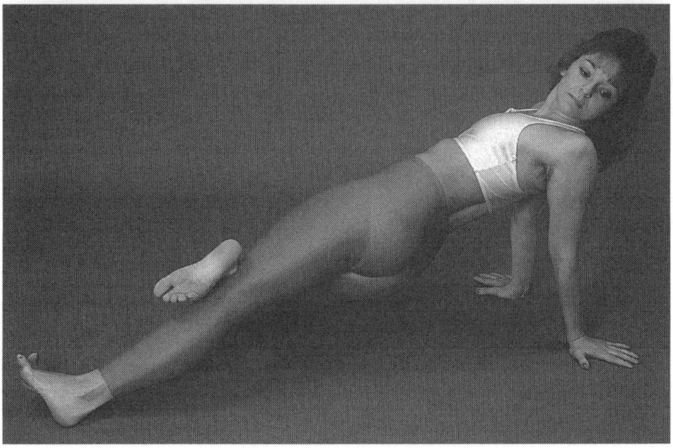

c) Drehung zur anderen Seite

8. Übung

a) Körper mit gestreckten Armen und auseinandergestellten Beinen hochdrücken, Wirbelsäule möglichst gerade halten

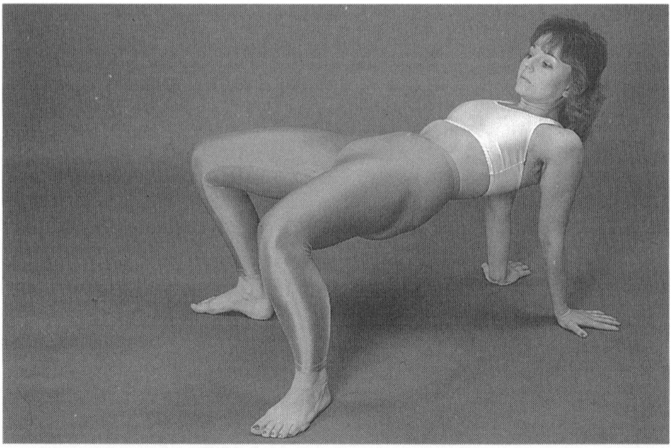

b) Spiralige Drehbewegung nach links mit Gegenbewegung des Kopfes

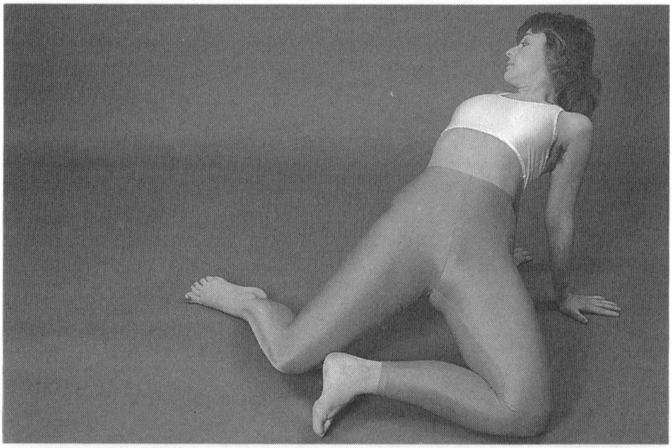

c) Drehung zur anderen Seite
Das Körpergewicht ruht bei dieser Übung auf allen Vieren, weshalb sich die Drehbewegungen müheloser ausführen lassen. Man kann die Übung auch zwischen die vorherigen, anstrengenderen einschieben

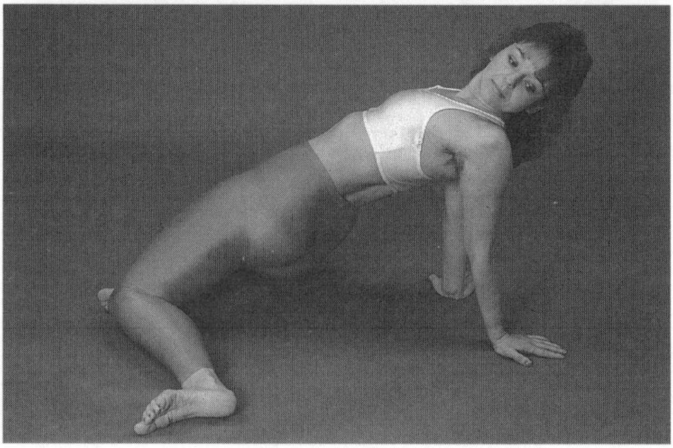

■ 9. Übung

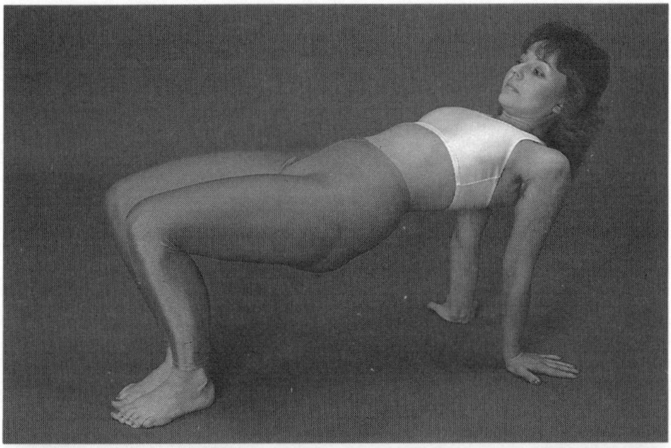

a) Körper mit gestreckten Armen und angewinkelten, aber geschlossenen Beinen hochdrücken, Wirbelsäule gerade halten. Während des gesamten Übungsverlaufs berühren die Oberschenkel nicht den Boden

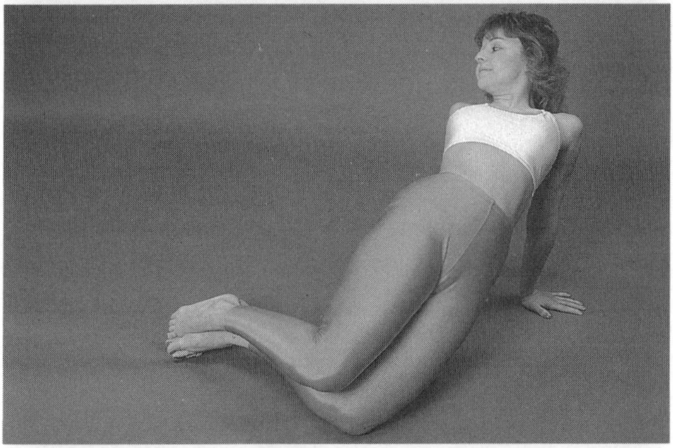

b) Spiralige Drehung mit geschlossenen Knien nach links, Gegenbewegung des Kopfes

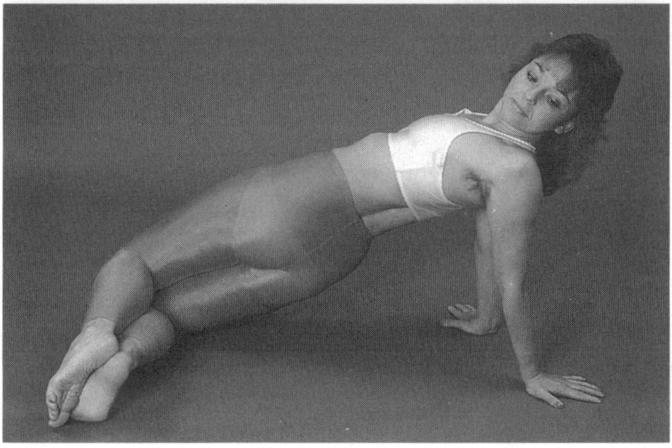

c) Drehung zur anderen Seite

■ 10. Übung

a) Körper mit gestreckten Armen und angewinkelten Beinen hochdrücken, linkes Bein mit dem Knöchel über dem Knie des rechten Beines aufsetzen

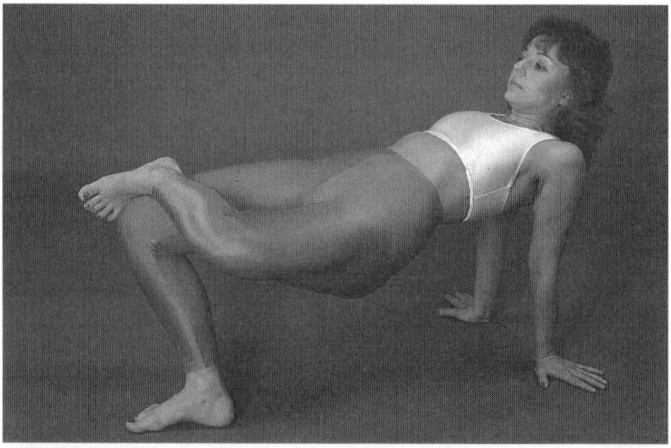

b) Spiralige Drehbewegung nach links mit Gegenbewegung des Kopfes, linkes Knie berührt den Boden

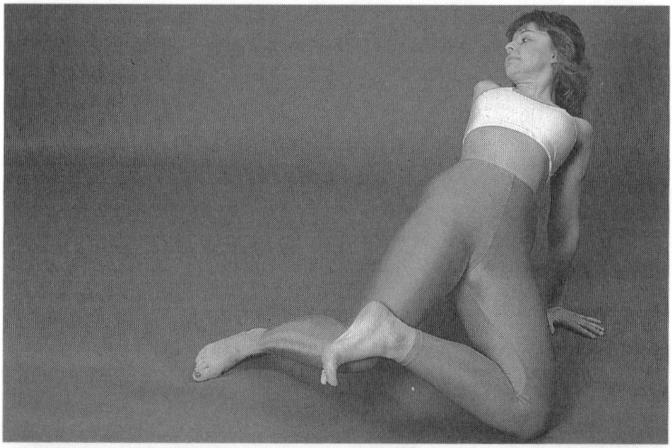

c) Drehung zur anderen Seite, linker Fuß berührt den Boden

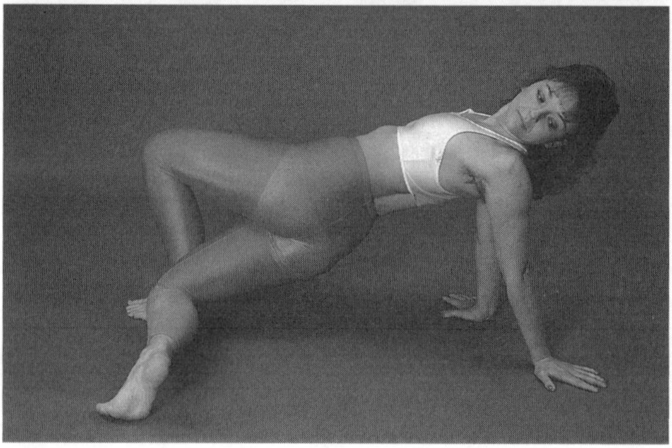

■ 11. Übung

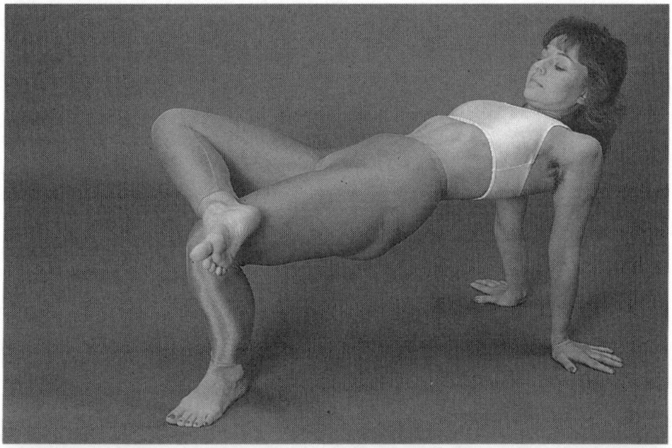

a) Körper mit gestreckten Armen und angewinkelten Beinen hochdrücken, rechtes Bein mit dem Knöchel über dem Knie des linken Beines aufsetzen

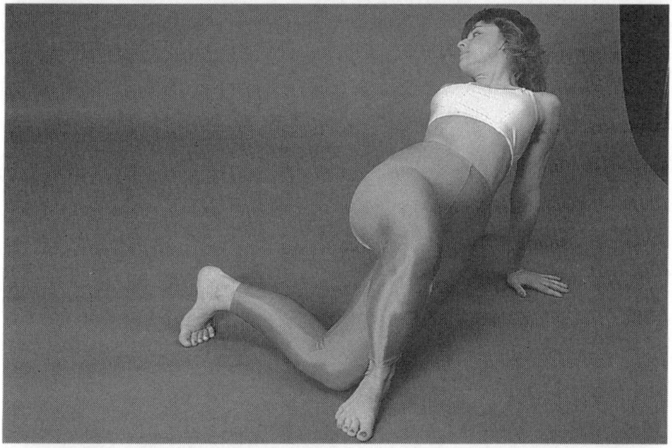

b) Spiralige Drehbewegung nach links mit Gegenbewegung des Kopfes, rechter Fuß berührt den Boden

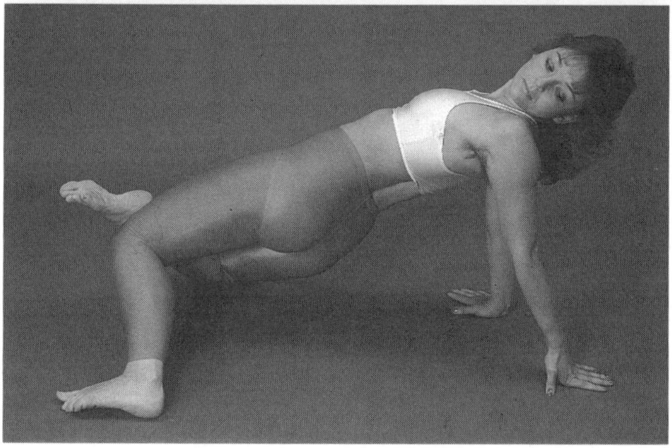

c) Drehung zur anderen Seite, rechtes Knie berührt den Boden Übungen 10 und 11 sind mit den Übungen 6 und 7 vergleichbar, lassen sich aber leichter ausführen, weil das abgewinkelt aufgesetzte Bein mehr Standfestigkeit gewährt

Ergänzungsübungen

Als Ergänzung zu den Krokodil-Übungen haben sich weitere Yoga-Übungen als außerordentlich günstig für die Wirbelsäule erwiesen. Die nachfolgenden Übungen sind dafür besonders geeignet.

Hund-Katze-Stellung

Ausgehend von der horizontalen Knie-Armstütz-Stellung wird die Wirbelsäule bei normalem Atemrhythmus erst nach oben und dann nach unten gebogen, wobei der Kopf die jeweilige Bewegung mitmacht, so daß alle Wirbel aktiviert werden. Die Übung sollte in das tägliche Programm eingebaut und 50- bis 100mal ausgeführt werden.

■ Wirbelsäulentraining im Knien

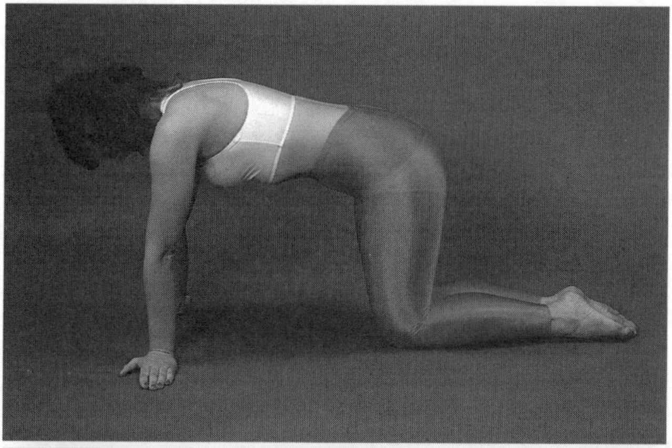

a) Niederknien und mit gestreckten Armen auf die Hände stützen, so daß die Wirbelsäule waagrecht ist

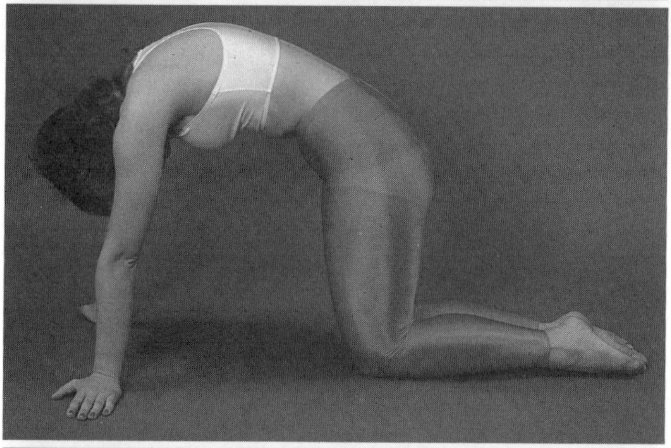

b) Bei normaler Atmung die Wirbelsäule nach oben krümmen (Katzenbuckel)

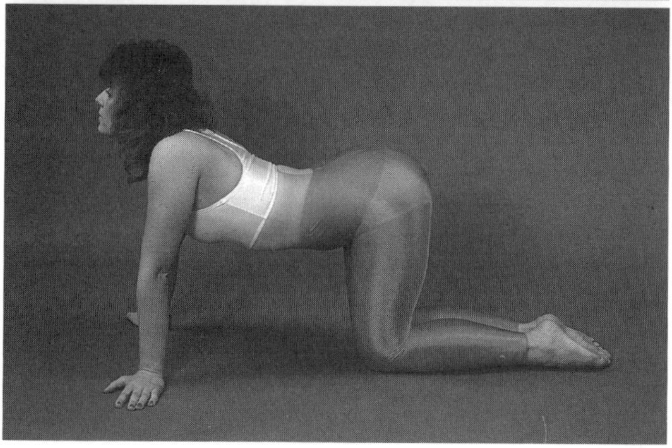

c) Dann die Wirbelsäule nach unten durchbiegen (Hunderücken), Krümmen und Durchbiegen wechseln einander fließend ab

Streck-Räkel-Übung

Bei dieser Übung ist die Wirkung ähnlich wie beim Wäschezurren, wenn die Leintücher nach der Wäsche diagonal gezerrt werden, um Schuß und Kette wieder in den rechten Winkel zu bringen.

Bei dieser Zurrbewegung bilden das gestreckte linke Bein und der gestreckte linke Arm eine gerade Linie, desgleichen die rechte Seite. Wie die Körperhälften sich mit dem betreffenden Bein und Arm längsgerichtet verschieben, ist bildlich nur schwer darstellbar, weil es sich lediglich um wenige Zentimeter handelt. Die Verschiebung läßt sich auf den Abbildungen b) und c) Seite 99 nur an Händen und Füßen erkennen.

Wer an einem Hohlkreuz leidet, sollte nach dieser Räkel-Zurr-Übung flach auf dem Boden liegenbleiben und sich darauf konzentrieren, daß seine stark in Richtung Bauchnabel gekrümmte Wirbelsäule plan aufliegen muß. Mit zunehmender Übung läßt sich das erreichen. Die Übung sollte mindestens 20- bis 30mal im Wechsel praktiziert werden, und zwar bei normaler Atmung.

■ Streckübungen

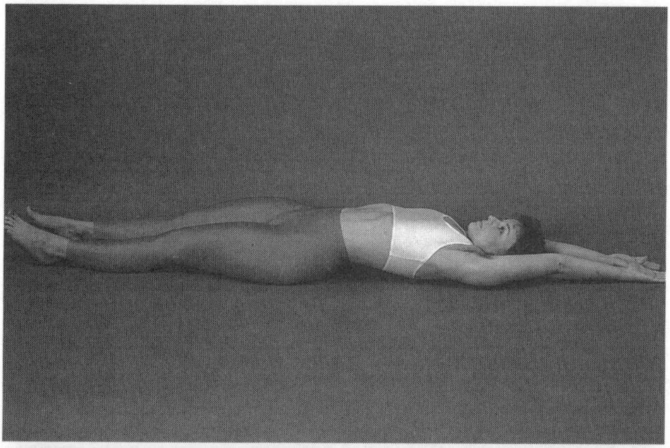

a) Ausgangsposition (Tote-Mann-Stellung), Arme neben den Körper legen und Beine strecken, Arme über den Kopf nach hinten schwenken

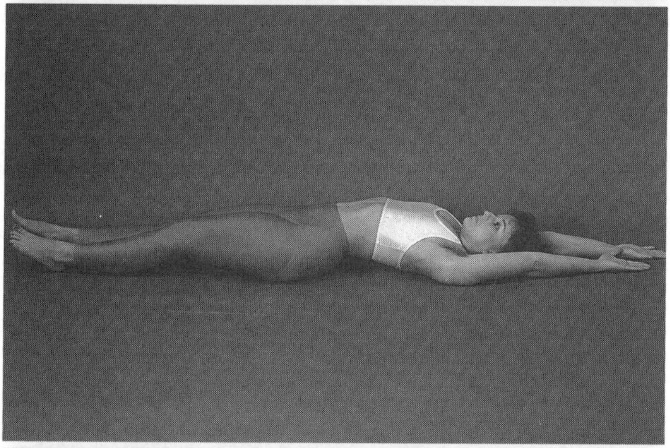

b) Linke Hüfte und linke Schulter in Richtung Zehenspitzen nach unten schieben

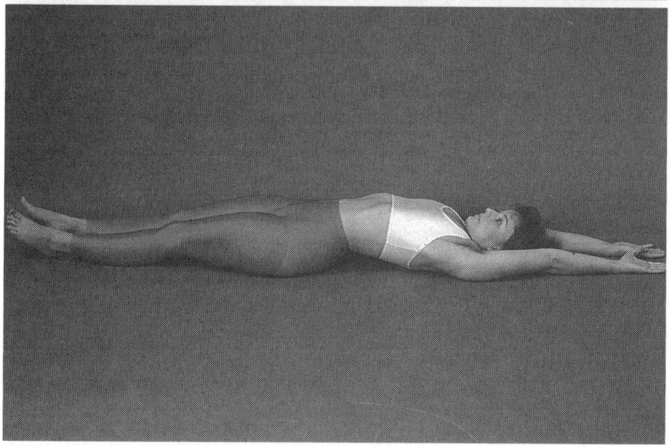

c) Rechte Hüfte und rechte Schulter in Richtung Zehenspitzen nach unten schieben

Drehsitz (»König der Fische«)

Die folgenden Abbildungen Seite 101–103 zeigen verschiedene Varianten des Drehsitzes, von denen jede eine spiralige Drehung der Wirbelsäule bewirkt. Es kommt hier nur darauf an, die Möglichkeiten dieses Dreheffekts aufzuzeigen.

Der Drehsitz, auch »König der Fische« genannt, ist eine klassische Yoga-Stellung. Er wird deshalb in keinem Yoga-Buch fehlen und meistens sehr ausführlich behandelt.

Jede Variante dieser Stellung konzentriert sich ganz auf die Wirbelsäule. Es wird empfohlen, die Endposition 5 Minuten oder länger beizubehalten, damit sich die Durchblutung und der Lymphfluß um die Wirbelsäule bessert und das Nervensystem aktiviert wird. Erst dann wirkt die Übung regenerierend. Nebeneffekte sind, daß auch die Muskelpartien gekräftigt, die Bänder gestreckt, die Sehnen auf natürliche Weise gedehnt und die Gelenke beweglicher werden.

So wichtig der Drehsitz auch sein mag, die Krokodil-Übungen bewirken letztlich das gleiche und sind in mancher Hinsicht eher günstiger oder zweckmäßiger. Vor allem kommen sie dem Bewegungsdrang stärker entgegen und werden deshalb von Kindern und Jugendlichen bevorzugt.

Bevor man die auf den Abbildungen gezeigten Stellungen praktiziert, sollte folgende Vorübung ausgeführt werden:

Sitz auf dem Boden mit ausgestreckten Beinen. Rechten Fuß parallel neben die äußere Seite des linken Oberschenkels stellen. Linken Oberarm mit seiner Außenseite hinter das aufgestellte Bein führen. Die linke Hand erfaßt die Außenseite des rechten Unterschenkels. Oberkörper und Kopf nach rechts drehen, rechte Hand hinter dem Körper aufstellen. Stellung anhalten. In umgekehrter Reihenfolge in Ausgangsposition zurückkehren. Wechselseitig üben.

Die klassische Stellung wird dann wechselseitig geübt. Wenn man sie beherrscht, können die Varianten probiert werden, wie sie auf den Abbildungen a)–c) Seite 101 gezeigt werden.

■ Drehübungen

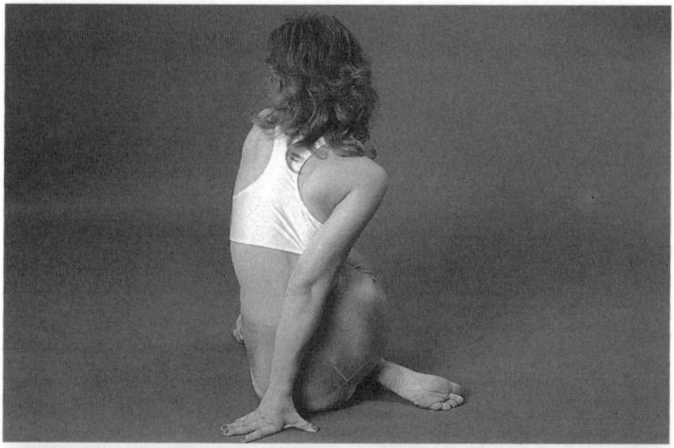

a) Gestrecktes, linkes Bein anwinkeln, die Ferse rechts neben das Gesäß legen, rechte Hand hinter dem Körper auf den Boden stützen

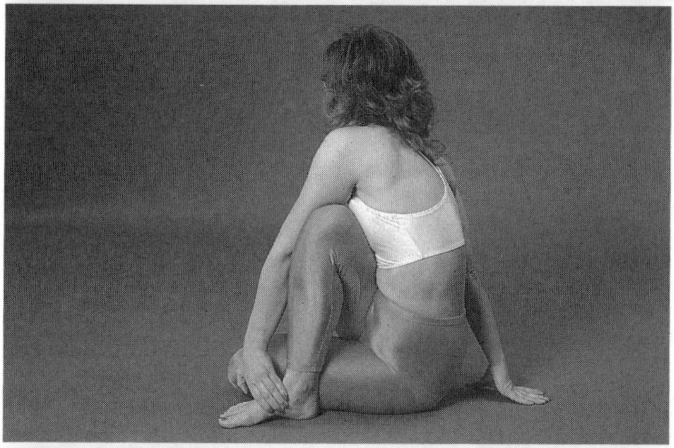

b) Rechten Fuß neben linken Oberschenkel aufstellen, linken Oberarm mit der Außenseite vor das aufgestellte Knie führen, Hand unter dem angewinkelten Knie ausstrecken

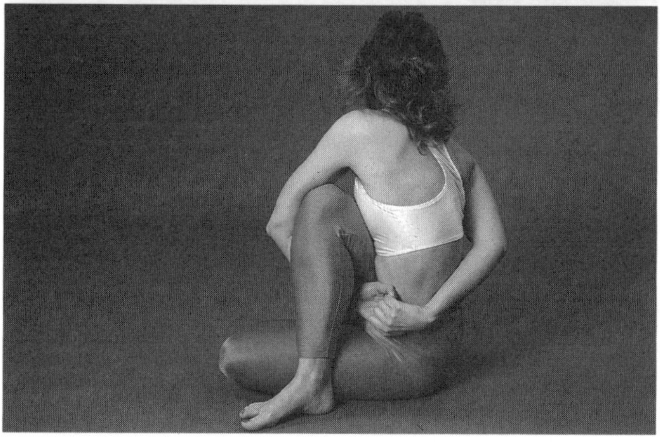

c) Mit dem rechten Arm die Hüfte umfassen, die Finger der rechten Hand haken sich in die Finger der linken Hand ein, Wirbelsäule aufrichten, bewußt atmen, Übung langsam auflösen

Drehübungen

a) Gestrecktes rechtes Bein anwinkeln, die Ferse links neben das Gesäß legen, linke Hand hinter dem Körper auf den Boden stützen

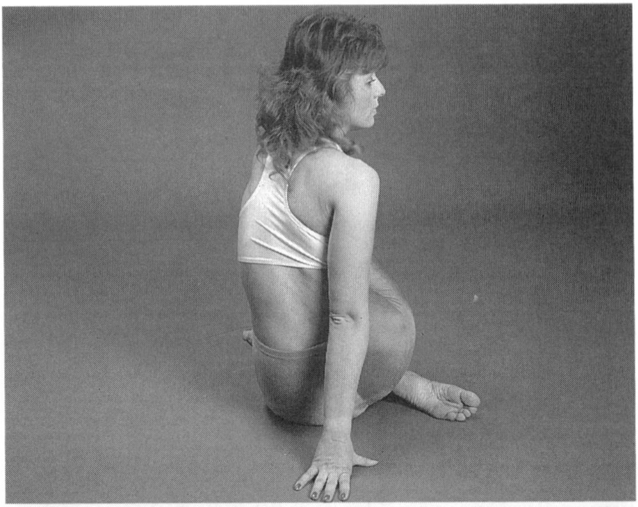

b) Linken Fuß neben rechtem Oberschenkel aufsetzen, rechten Oberarm mit der Außenseite vor das linke Knie führen und mit der rechten Hand rechtes Knie umfassen, dann mit dem linken Arm die Hüfte umfassen, Finger der linken Hand haken sich in Finger der rechten Hand ein (letzter Schritt nicht abgebildet)

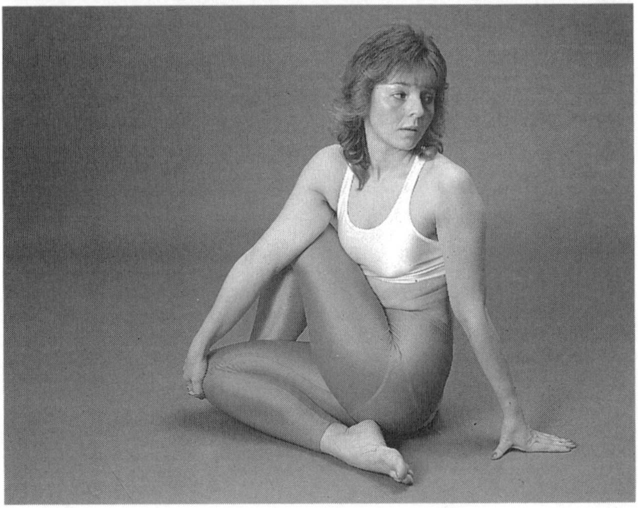

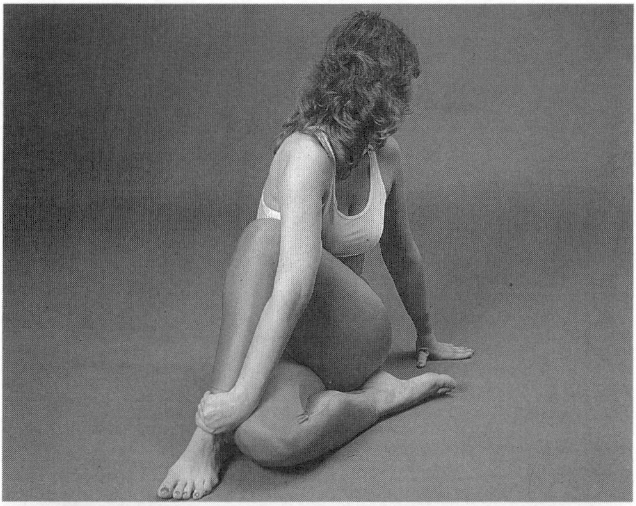

d) Rechten Arm mit der Innenseite vor das linke Knie führen, rechte Hand umfaßt den linken Außenknöchel

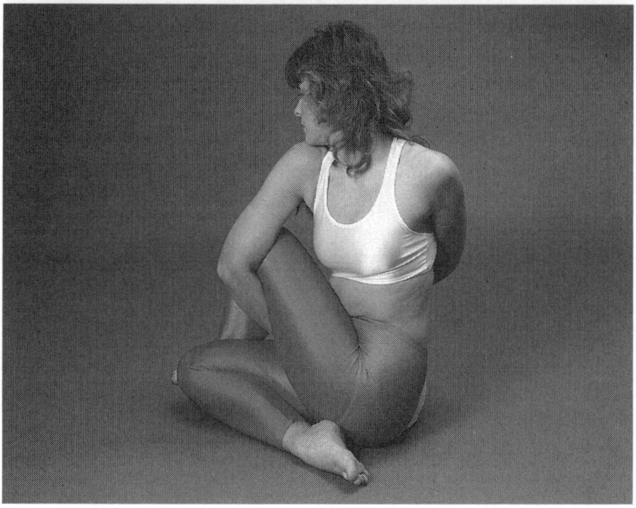

e) Linkes Knie dicht an die Brust heranziehen, linken Arm um den Rücken legen, Finger der rechten Hand haken sich unter dem linken Knie hindurch in die Finger der linken Hand ein

Übungen zur Massage innerer Organe

Die folgenden Beckenübungen sind – wie im Abschnitt »Wirkungen von Yoga- bzw. Krokodil-Übungen« (s. Seite 29) bereits angekündigt – speziell der Massage innerer Organe gewidmet. Sie konzentrieren sich vor allem auf den Unterleib, also auf männliche und weibliche Geschlechtsorgane.

Da die Eierstöcke, die Gebärmutter oder die Prostata besonders dazu neigen, krank zu werden, ist eine gesunde Durchblutung in diesem Bereich von großer Bedeutung. Die Übungen dieses Abschnitts sind imstande, zu bewirken, daß reichlich Blut in diese Organe einströmt. So bleiben sie aktiv, beweglich und gesund. Allerdings bedarf es der täglichen Übung!

Für die erste Beckenübung sind zwei Stellungen möglich: Die 1. Stellung (s. Abb. a) Seite 105) treibt das Becken mehr auseinander, während die 2. Stellung (s. Abb. b) Seite 105) das Becken stärker dehnt und es zugleich anhebt. In einer der beiden Positionen soll die Übung 50mal ausgeführt werden. Beim Einatmen muß sich die Bauchdecke heben, beim Ausatmen sinkt sie zurück.

Die gleiche Haltung ist auch die Ausgangsposition für die nun folgenden Bauchübungen. Die Konzentration wird ganz auf die Bauchdecke gelenkt. Der Übende drückt die Schenkel so stark wie möglich nach unten und führt in dieser extremen Lage eine konzentrierte Bauchatmung aus: Beim Einatmen dehnt sich die Bauchdecke und wird angehoben (s. Abb. a) Seite 106); beim Ausatmen senkt sie sich wieder (s. Abb. b) Seite 106). Man kann die Übung 50- bis 100mal ausführen.

Die letzte Übung beschreibt eine Stellung, die zusätzlich eine Innenmassage der oberen Organe erzielt (s. Abb. c) Seite 106). Zugleich gehört diese Übung zu den sogenannten Yoga-Umkehrstellungen im Sinne des Kopfstands, die – als Gegengewicht für den aufrechten Gang des Menschen – eine wichtige Funktion ausüben.

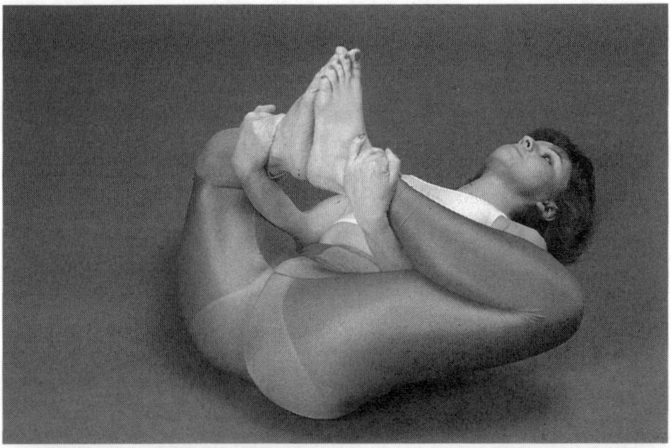

Beckenübungen

a) Auf dem Rücken liegend Beine anwinkeln, die Fußsohlen aneinander legen, die Hände zwischen den Beinen durchführen und von außen die Fußgelenke ergreifen

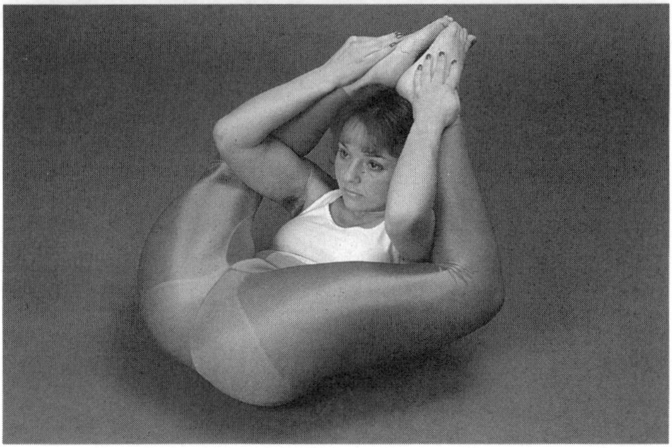

b) Ausgangsstellung wie a), die Hände fassen die Außenseite der Füße, Oberkörper und Kopf werden angehoben und die Beine über den Kopf geführt, wobei mit den Händen sanfter Druck auf Beine und Füße ausgeübt wird

a) Auf den Rücken legen, Beine anwinkeln, nur daß die Beine nicht über den Kopf gehoben werden und die Hände ineinander verschränkt sind, tief in den Bauch hineinatmen, so daß sich die Bauchdecke hebt

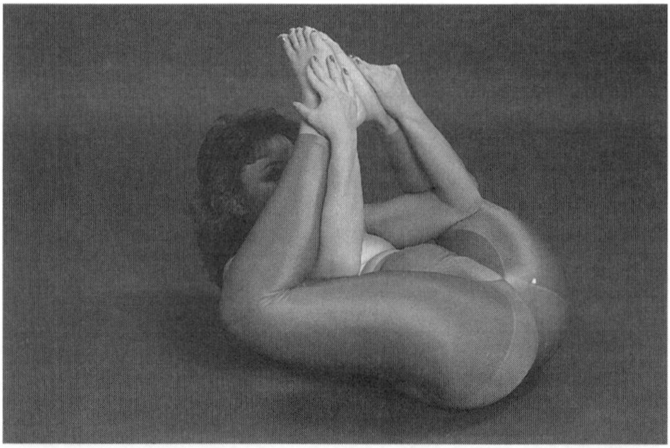

b) Tief ausatmen, Bauchdecke sinkt zurück

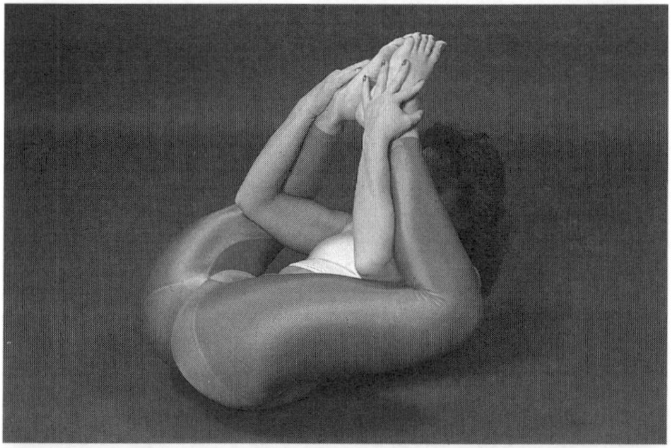

c) Kopf und Oberkörper auf den Boden sinken lassen und die Beine nach hinten über den Kopf ziehen, so daß das Körpergewicht auf Schultern und Kopf ruht

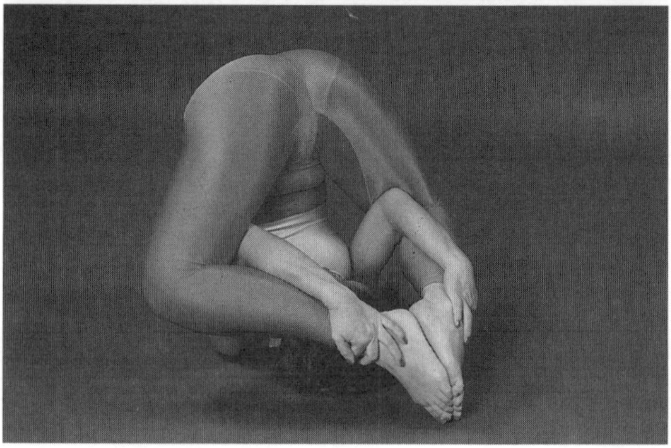

Schlußbetrachtung

Dieses Buch hat sich bewußt von dem Anspruch freigehalten, ein Yoga-Buch zu sein. Schon manche Bücher haben versucht, mit Yoga in westlicher Prägung den Menschen Hilfe zu bringen. Dabei wird mehr oder weniger stark berücksichtigt, daß Yoga bei uns eine andere Bedeutung hat als im Ursprungsland Asien.
Unser Vorhaben hatte von vornherein einen bestimmten Bezugspunkt: die menschliche Wirbelsäule. Um die Erkrankungen in diesem Bereich kreisten in erster Linie die Ausführungen, ihr gelten die Krokodil-Übungen. Wer sie längere Zeit regelmäßig praktiziert, wird schon bald günstige Veränderungen bei sich feststellen können und damit wesentlich zu seinem Wohlbefinden beitragen. Möge das Büchlein in diesem Sinn Anregungen vermitteln und dazu beitragen, daß manch einem an Rückenschmerzen leidenden Menschen Hilfe gebracht wird.

Register

Register

UNSER TIP

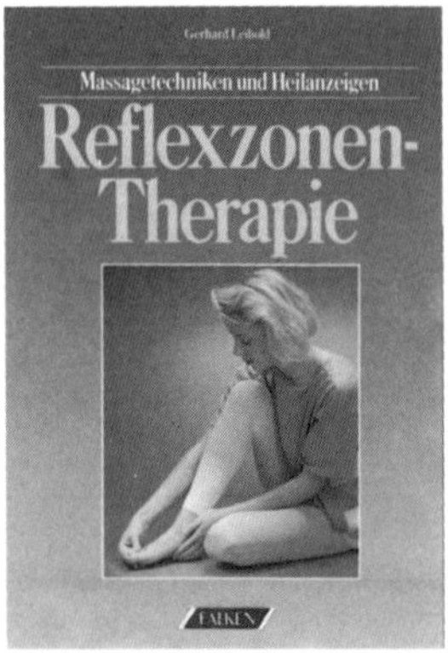

Massagetechniken und Heilanzeigen
Reflexzonen-Therapie
(4404) Von G. Leibold, 128 S.,
53 Farbzeichn., Pbd.
DM 29,80, S 239,–, Fr 27,50

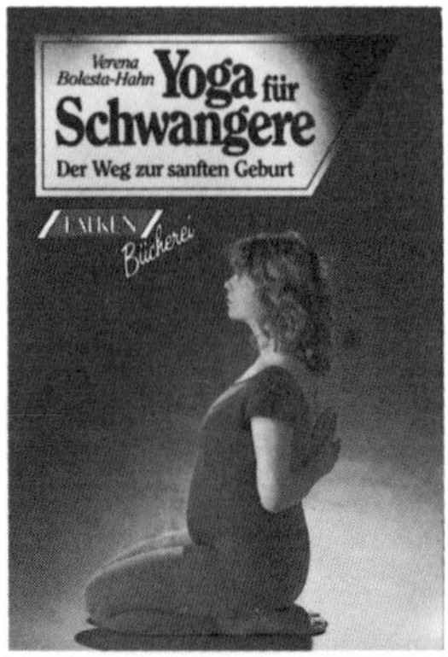

Yoga für Schwangere
Der Weg zur sanften Geburt
(0777) Von H. Bolesta-Hahn, 112 S.,
76 Abb., kart.
DM 12,80, S 99,–, Fr 12,80

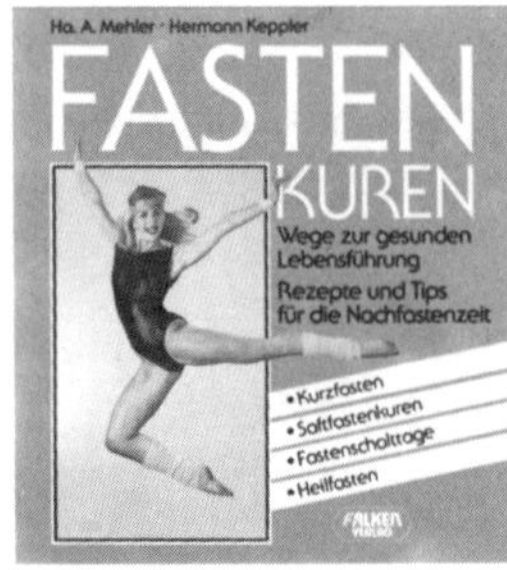

Fastenkuren
Wege zur gesunden Lebensführung
Rezepte und Tips für die Nachfasten-
zeit
(4248) Von Ha. A. Mehler, H. Keppler,
144 S., 16 s/w-Fotos, 9 Zeichn., Pbd.
DM 29,80, S 239,–, Fr 27,50

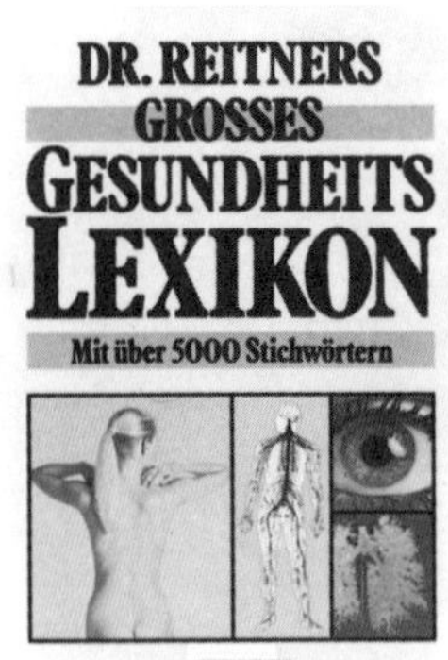

Dr. Reitners großes
Gesundheitslexikon
Mit über 5000 Stichwörtern
(4282) Von Dr. med. H.-J. Reitner,
P. Janknecht, M. Kannapinn, 504 S.,
424 s/w-Abb., Pbd.
DM 19,80, S 159,–, Fr 18,50

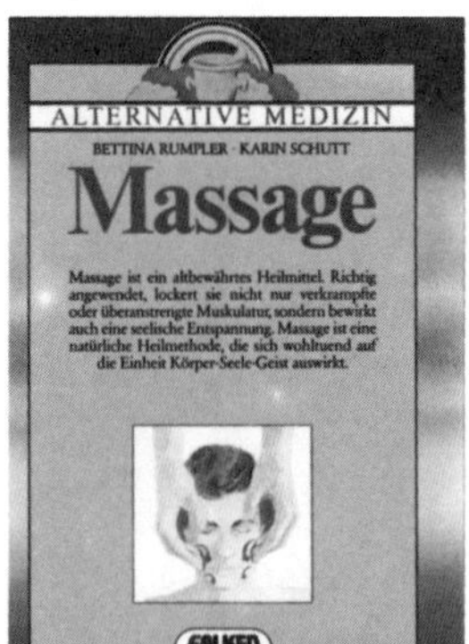

Alternative Medizin
Massage
(0750) Von B. Rumpler, K. Schutt,
112 S., 116 2-farb. Zeichn., kart.
DM 12,80, S 99,–, Fr 12,80

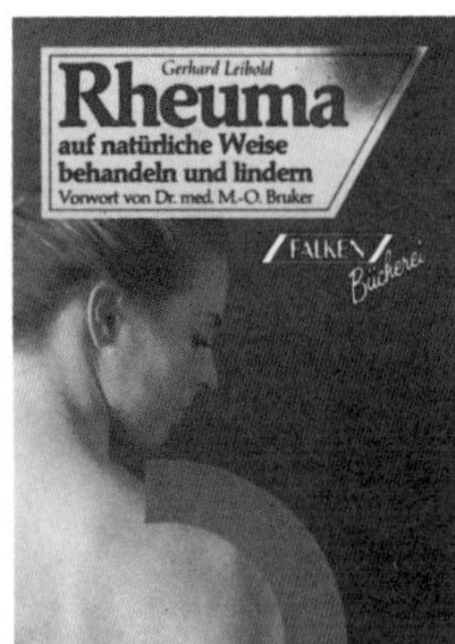

Rheuma
auf natürliche Weise behandeln und
lindern
(0836) Von G. Leibold, 96 S., kart.
DM 9,80, S 79,–, Fr 9,80

FALKEN

Der Spezialist für nützliche Bücher.

Falls durch besondere Umstände Preisänderungen notwendig werden, erfolgt Auftragserledigung zu dem bei der Lieferung gültigen Preis.

UNSER TIP

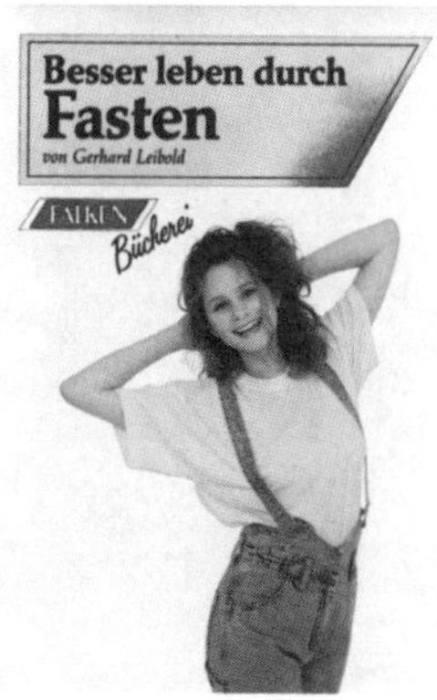

Besser leben durch
Fasten
(0841) Von G. Leibold, 96 S., kart.
DM 9,80, S 79,–, Fr 9,80

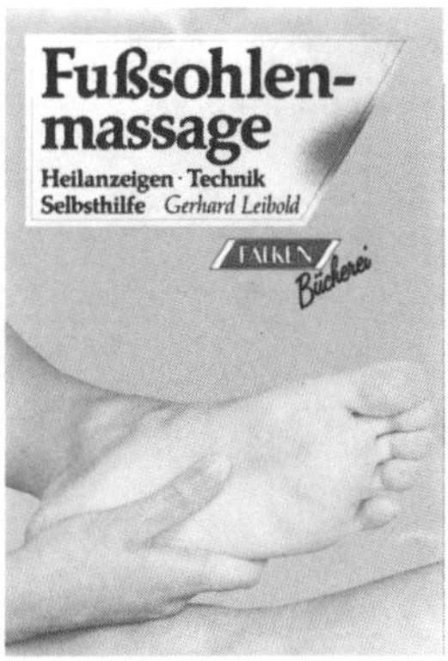

Fußsohlenmassage
Heilanzeigen · Technik · Selbsthilfe
(0714) Von G. Leibold, 96 S.,
38 Zeichn., kart.
DM 9,80, S 79,–, Fr 9,80

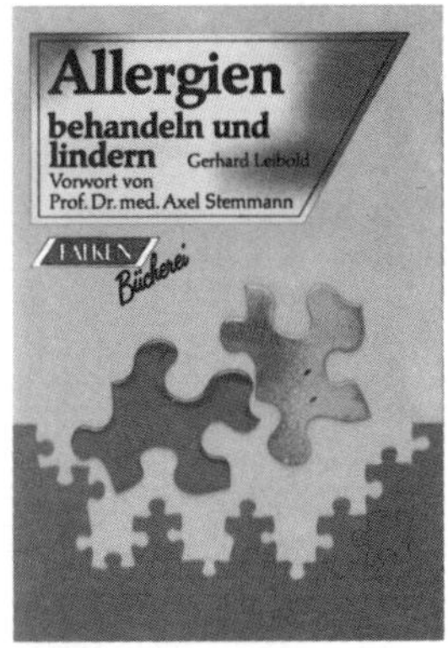

Allergien
behandeln und lindern
(0840) Von G. Leibold, 96 S.,
4 Zeichn., kart.
DM 9,80, S 79,–, Fr 9,80

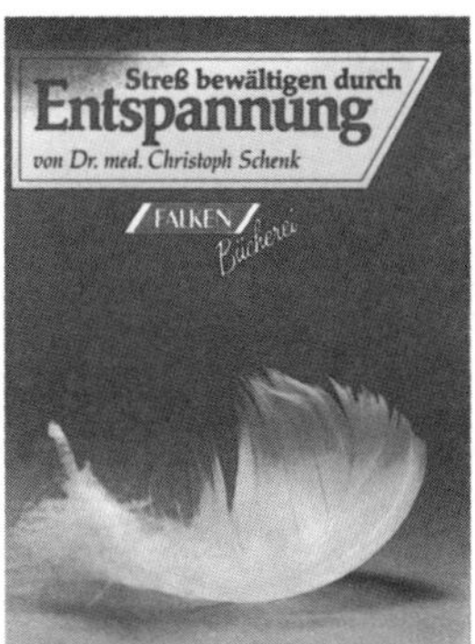

Streß bewältigen durch
Entspannung
(0834) Von Dr. med. Ch. Schenk,
88 S., 29 Zeichn., kart.
DM 9,80, S 79,–, Fr 9,80

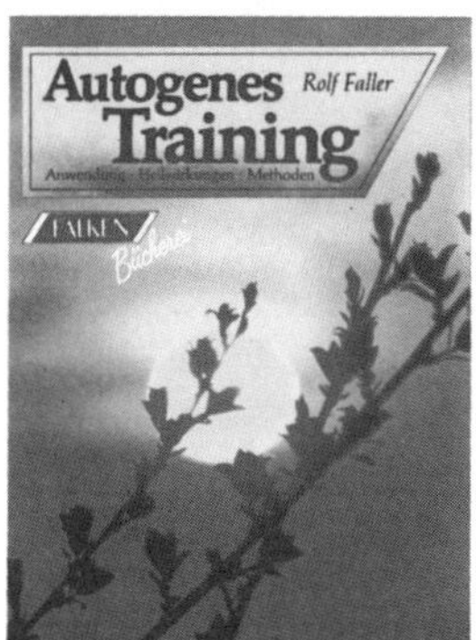

Autogenes Training
(0541) Von R. Faller, 112 S., 3 Zeichn.,
kart.
DM 9,80, S 79,–, Fr 9,80

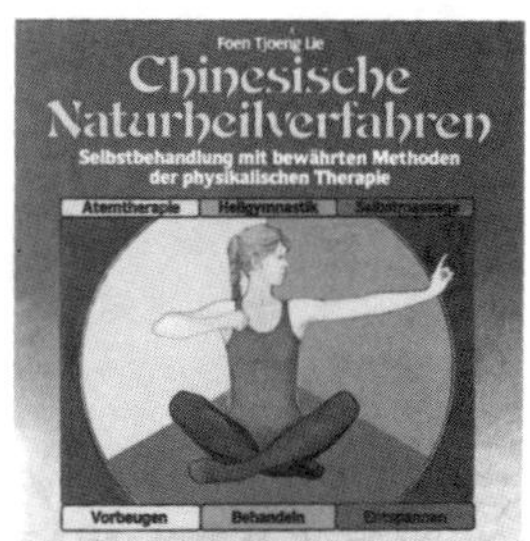

Chinesische Naturheilverfahren
Selbstbehandlung mit bewährten Methoden der physikalischen Therapie
(4247) Von F. T. Lie, 160 S.,
298 2-farb. Zeichn., Pbd.
DM 29,80, S 239,–, Fr 27,50

FALKEN

Der Spezialist für nützliche Bücher.

Falls durch besondere Umstände Preisänderungen notwendig werden, erfolgt Auftragserledigung zu dem bei der Lieferung gültigen Preis.

UNSER TIP

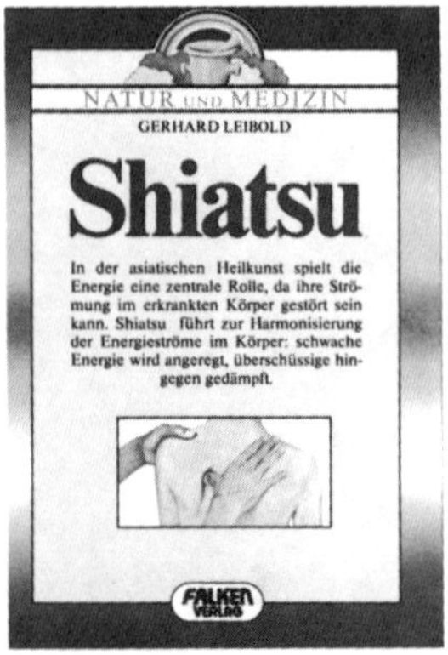

Natur und Medizin
Shiatsu
(0615) Von G. Leibold, 196 S., 180 Abb., kart.
DM 16,80, S 139,–, Fr 15,70

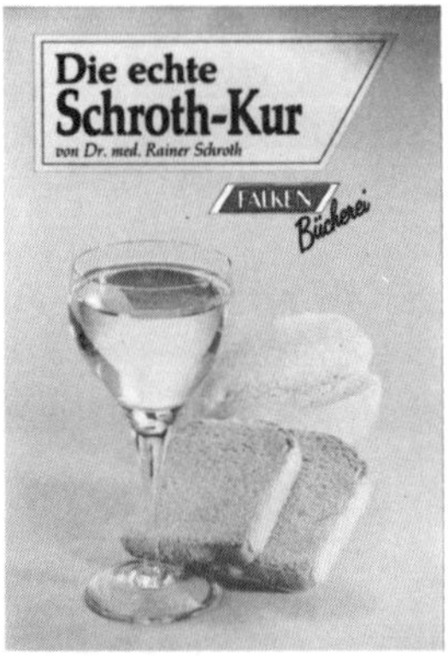

Die echte Schroth-Kur
(0797) Von Dr. med R. Schroth, 88 S., 2 s/w-Fotos, kart.
DM 9,80, S 79,–, Fr 9,80

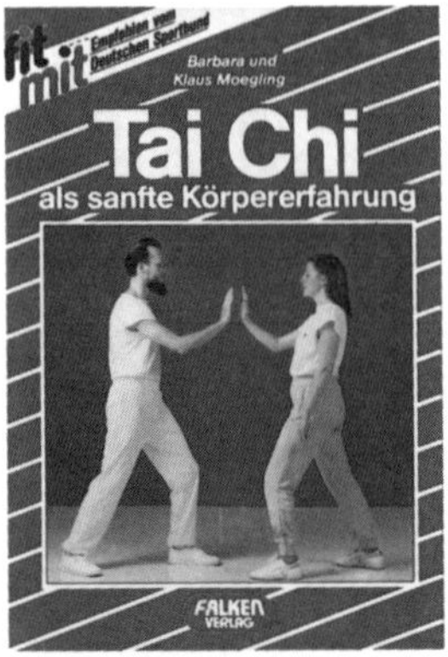

Fit mit **Tai Chi**
als sanfte Körpererfahrung
(2305) Von B. u. K. Moegling, 112 S., 121 Farbf., 6 Farbzeichn., kart.
DM 14,80, S 119,–, Fr 14,80

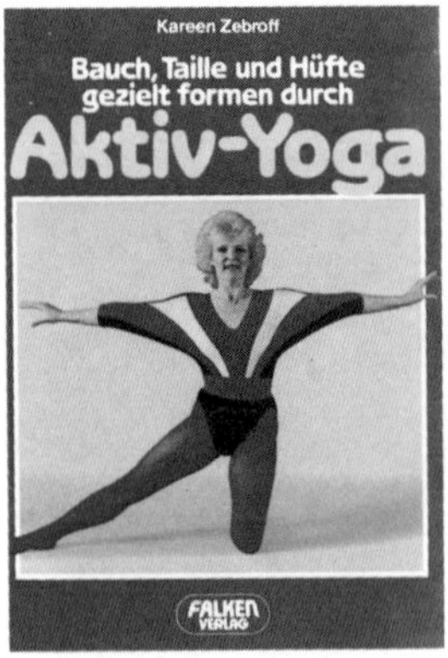

Bauch, Taille und Hüfte gezielt formen durch
Aktiv-Yoga
(0709) Von K. Zebroff, 112 S., 102 Farbf., kart.
DM 14,80, S 119,–, Fr 14,80

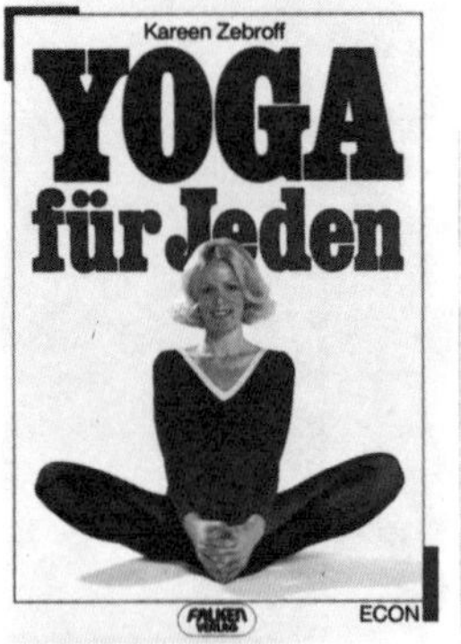

Yoga für Jeden
(0341) Von K. Zebroff, 156 S., 135 Abb., Spiralbindung
DM 24,80, S 198,–, Fr 23,–

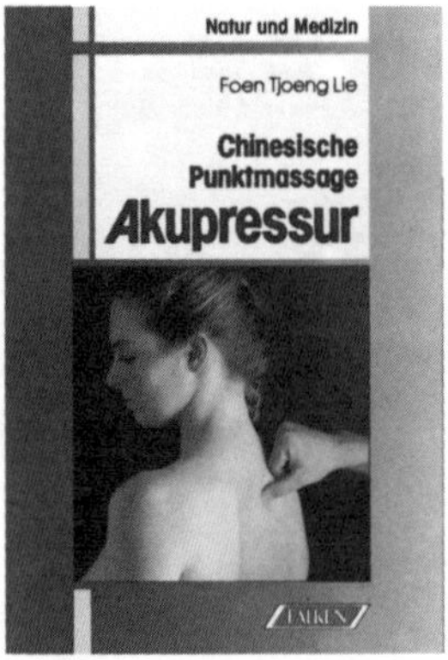

Natur und Medizin
Chinesische Punktmassage
Akupressur
(4419) Von F. T. Lie, 192 S., 332 2-farb. Abb., Pbd.
DM 29,80, S 239,–, Fr 27,50

FALKEN
Der Spezialist für nützliche Bücher.

Falls durch besondere Umstände Preisänderungen notwendig werden, erfolgt Auftragserledigung zu dem bei der Lieferung gültigen Preis.

NÜTZLICHE RATGEBER

Stand: Frühjahr 1989

Essen und Trinken

Meine feine Bürgerliche Küche
(4411) Von E. Falout, 160 S., 119 Farbfotos, Pappband. ●●●

Essen in Hessen
Spezialitäten zwischen Schwalm und Odenwald. (0837) Von R. Witt, 120 S., 10 s/w-Zeichnungen, Pappband. ●●

Kochen für 1 Person
Rationell wirtschaften, abwechslungsreich und schmackhaft zubereiten. (0586) Von M. Nicolin, 104 S., 8 Farbtafeln, 23 Zeichnungen, kart. ●

Schnell und individuell
Die raffinierte Single-Küche
(4266) Von F. Faist, 160 S., 151 Farbfotos, Pappband. ●●●

Was koche ich heute?
Neue Rezepte für Fix-Gerichte. (0608) Von A. Badelt-Vogt, 112 S., 16 Farbtafeln, kart. ●

Frischer Fang aus Fluß und Meer **Fisch**
(0964) Von L. Grieser, 64 S., 69 Farbfotos, Pappband. ●

Edler Kern in harter Schale
Meeresfrüchte
(0886) Von L. Grieser, 48 S., 52 Farbfotos, Pappband. ●

Von Tatar und falschen Hasen **Hackfleisch**
(0866) Von A. und G. Eckert, 64 S., 42 Farbfotos, Pappband. ●

Aus eigener Küche **Gute Wurst**
(0948) Von J. Bessel, G. Quaas, 80 S., 8 Farbtafeln, kart. ●

Aus lauter Lust und Liebe **Knoblauch**
(0867) Von L. Reinirkens, 64 S., 45 Farbfotos, Pappband. ●

Kochen und würzen mit **Knoblauch**
(0725) Von A. und G. Eckert, 96 S., 8 Farbtafeln, kart. ●

Kochen und würzen mit **Paprika**
(0792) Von A. und G. Eckert, 88 S., 8 Farbtafeln, kart. ●

Nudelgerichte
– lecker, locker, leicht zu kochen. (0466) Von C. Stephan, 80 S., 8 Farbtafeln, kart. ●

Pasta in Höchstform **Nudeln**
(0884) Von M. Kirsch, 64 S., 62 Farbfotos, Pappband. ●

Herzhaftes für Leib und Seele **Eintöpfe**
(0820) Von P. Klein, 48 S., 30 Farbfotos, Pappband. ●

Spezialitäten unter knuspriger Decke
Aufläufe
(0882) Von C. Adam, 48 S., 33 Farbfotos, Pappband. ●

In Hülle und Fülle **Pasteten und Terrinen**
(0883) Von M. Kirsch, 48 S., 62 Farbfotos, Pappband. ●

Die Krönung der feinen Küche **Saucen**
(0817) Von G. Cavestri, 48 S., 40 Farbfotos, Pappband. ●

Kochen in höchster Vollendung
Aus vier Elementen ist alles zusammengefügt (Theophrast). (4291) Von M. Wissing, M. Kirsch, 160 S., 230 Farbfotos, Leinen geprägt mit Schutzumschlag, im Schuber, **DM 98,–**, S 784.–, Fr 90,20

Zaubern mit der schnellen Welle
Die neue Mikrowellenküche
(4289) Von F. Faist, 208 S., 188 Farbfotos, Pappband. ●●●

Ganz und gar mit Mikrowellen
(4094) Von T. Peters, 208 S., 24 Farbfotos, 12 Zeichnungen, kart. ●●●

Schnell auf den Tisch gezaubert
Kochen mit Mikrowellen
(0818) Von A. Danner, 64 S., 52 Farbfotos, Pappband. ●

Das neue Mikrowellen-Kochbuch
(0434) Von H. Neu, 80 S., 4 Farbtafeln, 16 s/w Zeichnungen, kart. ●

Natürlich Kochen im
Mikrowellen-Römertopf
(0947) Von F. Faist, 96 S., 8 Farbt., kart. ●

Gesunde Kost aus dem Römertopf
(0442) Von J. Kramer, 128 S., 8 Farbtafeln, 13 Zeichnungen, kart. ●

Das neue Fritieren
geruchlos, schmackhaft und gesund. (0365) Von P. Kühne, 88 S., 8 Farbtafeln, kart. ●

Goldbraun und knusprig
Fritierte Leckerbissen
(0868) Von F. Faist, 64 S., 47 Farbfotos, Pappband. ●

Kochen und backen im Heißluftherd
Vorteile, Gebrauchsanleitung, Rezepte. (0516) Von K. Kölner, 72 S., 8 Farbt., kart. ●

Schnell und gut gekocht
Die tollsten Rezepte für den Schnellkochtopf. (0265) Von J. Ley, 96 S., 8 Farbtafeln, kart. ●

Pizza, Pasta und die feine italienische Küche
(4270) Von R. Rudatis, 120 S., 255 Farbfotos, Pappband. ●●

Schlemmerreise durch die
Italienische Küche
(4172) Von V. Pifferi. 160 S., 109 Farbfotos, Pappband. ●●●

Schlemmen wie bei Mamma Maria
Pizzas
(0815) Von F. Faist, 64 S., 62 Farbfotos, Pappband. ●

Schlemmerreise durch die
Französische Küche
(4296) Von H. Imhof, 160 S., 147 Farbfotos, 3 s/w-Fotos, Pappband. ●●●

Bocuse à la carte
Französisch kochen mit dem Meister. (4237) Von P. Bocuse, 88 S., 218 Farbfotos, Pappband. ●●

Videokassette
Kochschule mit Paul Bocuse
Der Meisterkoch verrät die Geheimnisse der französischen Küche
(6016) VHS, 60 Min. in Farbe, mit Begleitheft. ●●●●●*

Französische Küche
(0685) Von M. Gutta, 96 S., 16 Farbt., kart. ●

Schlemmerreise durch die
Chinesische Küche
(4184) Von K. H. Jen, 160 S., 117 Farbfotos, Pappband. ●●●

Verheißungsvoll fernöstlich
Spezialitäten aus dem Wok
(0933) Von H. K. Jen, 64 S., 56 Farbfotos, Pappband. ●

Chinesisch kochen
mit dem Wok- und Mongolentopf. (0557) Von C. Korn, 64 S., 8 Farbt., kart. ●

Mehr Freude und Erfolg beim **Grillen**
(4141) Von A. Berliner, 160 S., 147 Farbfotos, 10 farbige Zeichnungen, Pappband. ●●●

Köstliches von Rost und Spieß **Grillen**
(0931) Von A. Kalcher-Dähn, H. K. Kalcher, 64 S., 43 Farbfotos, Pappband. ●

Fondues · Raclettes · Flambiertes
(4081) Von R. Peiler und M.-L. Schult, 136 S., 15 Farbtafeln, 28 Zeichnungen, kart. ●●

Fondues
und fritierte Leckerbissen. (0471) Von S. Stein, 96 S., 8 Farbtafeln, kart. ●

Rezepte rund um Raclette und Doppeldecker
(0420) Von J. W. Hochscheid, 72 S., 8 Farbtafeln, kart. ●

Schlemmen in geselliger Runde
Fleischfondues
(0966) Von M. Spötter, 64 S., 62 Farbfotos, Pappband. ●

Fondues und Raclettes
(4253) Von F. Faist, 160 S., 125 Farbfotos, Pappband. ●●●

Neue, raffinierte Rezepte mit dem Raclette-Grill
(0558) Von L. Helger, 72 S., 8 Farbt., kart. ●

Schmelzendes Käsevergnügen **Raclette**
(0881) Von F. Faist, 48 S., 33 Farbfotos, Pappband. ●

Kulinarischer Feuerzauber **Flambieren**
(4294) Von R. Wesseler, 120 S., 100 Farbfotos, Pappband. ●●●

Das köstliche knackige Schlemmervergnügen **Salate**
(4165) Von V. Müller, 160 S., 80 Farbfotos, Pappband. ●●●

111 köstliche Salate
Erprobte Rezepte mit Pfiff. (0222) Von C. Schönherr, 96 S., 8 Farbtafeln, 30 Zeichnungen, kart. ●

Die hier vorgestellten Bücher, Videokassetten und Software sind in folgende Preisgruppen unterteilt:

● Preisgruppe bis DM 10,–/S 79,–/Fr.10
●● Preisgruppe über DM 10,– bis DM 20,– S 80,– bis S 160,– Fr. 10,– bis Fr. 18,70
●●● Preisgruppe über DM 20,– bis DM 30,– S 161,– bis S 240,– Fr. 18,70 bis Fr. 27,70
●●●● Preisgruppe über DM 30,– bis DM 50,– S 241,– bis S 400,– Fr. 27,70 bis Fr. 46,–
●●●●● Preisgruppe über DM 50,–/S 401,–/Fr.46,–
*(unverbindliche Preisempfehlung)

Die Preise entsprechen dem Status beim Druck dieses Verzeichnisses (s. Seite 1) – Änderungen, im besonderen der Preise, vorbehalten –

Frisch und leicht als Hauptgericht
Schlemmersalate
(0934) Von C. Adam, 64 S., 49 Farbfotos, Pappband. ●

Köstlich frisch auf den Tisch
Rohkostsalate
(0865) Von C. Adam, 48 S., 26 Farbfotos, Pappband. ●

Raffiniert und gesund würzen
Kräuterküche
(0869) Von A. Görgens, 48 S.,43 Farbfotos, Pappband. ●

Kräuter- und Heilpflanzen-Kochbuch
für eine gesunde Lebensweise.
(4066) Von P. Pervenche, 143 S., 15 Farbtafeln, kart. ●●

Joghurt, Quark, Käse und Butter
Schmackhaftes aus Milch hausgemacht.
(0739) Von M. Bustorf-Hirsch, 32 S., 59 Farbabb., Pappband. ●

Alles mit Joghurt
tagfrisch selbstgemacht, mit vielen Rezepten. (0382) Von G. Volz, 88 S., 8 Farbt., kart. ●

Locker, flockig, leicht…
Müsli & Co
(0965) Von C. Adam, 64 S., 42 Farbfotos, Pappband. ●

Das richtige Frühstück
Gesunde Vollwertkost vitaminreich und naturbelassen. (0784) Von C. Kratzel, R. Böll, 32 S., 28 Farbfotos, Pappband. ●

Bärenstark und kerngesund
Vollwertkost für Kinder
(0968) Von S. Reiter, 64 S., 44 Farbfotos, Pappband. ●

Gesunde Ernährung für mein Kind
(0776) Von M. Bustorf-Hirsch, 112 S., 8 Farbtafeln, 5 s/w-Zeichnungen, kart. ●

Meine Vollkornküche
Herzhaftes von echtem Schrot und Korn
(0858) Von S. Walz, 96 S., 8 Farbt., kart. ●

Die abwechslungsreiche Vollwertküche
Vitaminreich und naturbelassen kochen und backen. (4229) Von M. Bustorf-Hirsch, K. Siegel, 280 S., 31 Farbtafeln, 78 Zeichnungen, Pappband. ●●●●

Die verlockende Alternative
Süße Vollwertküche
(0936) Von A. Roßmeier, 64 S., 50 Farbfotos, Pappband. ●

Die gesunde Art, sich zu verwöhnen
Vollwertküche für Singles
(0937) Von A. Görgens, 64 S., 43 Farbfotos, Pappband. ●

Dinkel, Hirse, Roggenkorn…
Kerniges aus der Getreideküche
(0932) Von S. Frank, 64 S., 49 Farbfotos, Pappband. ●

Die feine Vollwertküche
(4286) Von M. Bustorf-Hirsch, 160 S., 83 Farbfotos, Pappband. ●●●

Mit Lust und Liebe…
Vollwertküche für Genießer
(4412) Von Prof. Dr. C. Leitzmann, H. Million, 256 S., 329 Farbfotos, Pappband. ●●●

Naturküche à la carte
(4406) Von M. Wissing, M. Kirsch, 160 S., 179 Farbfotos, Pappband. ●●●●

Biologische Ernährung
für eine natürliche und gesunde Lebensweise. (4125) Von G. Leibold, 136 S., 15 Farbtafeln, 47 Zeichnungen, kart. ●●

Vitaminreich und naturbelassen
Biologisch Kochen
(4162) Von M. Bustorf-Hirsch, K. Siegel, 144 S., 15 Farbtafeln, 31 Zeichn. kart. ●●

Gesund kochen
wasserarm · fettfrei · aromatisch. (4060) Von M. Gutta, 240 S., 16 Farbtafeln, 88 Abbildungen, Pappband. ●●●

Die feine Vegetarische Küche
(4235) Von F. Faist, 160 S., 191 Farbfotos, Pappband. ●●●

Würzig kochen ohne Salz
(0922) Von S. Roediger-Streubel, 160 S., 16 Farbtafeln, kart. ●●

Alternativ essen
Die gesunde Sojaküche.
(0553) Von U. Kolster, 112 S., 8 Farbt., kart. ●

Kochen mit Tofu
Die gesunde Alternative. (0894) Von U. Kolster, 80 S., 8 Farbtafeln, kart. ●

Gesund kochen mit Keimen und Sprossen
(0794) Von M. Bustorf-Hirsch, 96 S., 4 Farbtafeln, 13 s/w-Zeichnungen, kart. ●

Keime und Sprossen in der Naturküche
(4299) Von M. Bustorf-Hirsch, 96 S., 144 Farbfotos, Pappband. ●●

Backen mit Lust und Liebe
(4284) Von M. Schumacher, R. Krake, 242 S., 348 Farbfotos, 18 farb. Vignetten, 3 vierseitige Ausklapptafeln, Pappband. ●●●●

Torententräume und Kuchenfantasien
Gebackene Köstlichkeiten originell dekoriert und verziert. (0823) Von F. Faist, 80 S., 150 Farbfotos, kart. ●●

Waffeln
Hörnchen, Pfannkuchen und Crêpes.
(0522) Von C. Stephan, 64 S., 8 Farbtafeln, kart. ●

Mehr Freude und Erfolg beim
Brotbacken
(4148) Von A. und G. Eckert, 160 S., 177 Farbfotos, Pappband. ●●●

Selbst Brotbacken
Über 50 erprobte Rezepte. (0370) Von A. und G. Eckert, 80 S., 4 Zeichnungen, 4 Farbtafeln, kart. ●

Biologisch Backen
Neue Rezeptideen für Kuchen, Brote, Kleingebäck aus vollem Korn. (4174) Von M. Bustorf-Hirsch, 136 S., 15 Farbtafeln, 47 Zeichnungen, kart. ●●

Meine Vollkornbackstube
Brot · Kuchen · Aufläufe. (0616) Von R. Raffelt, 96 S., 4 Farbtafeln, 12 Zeichnungen, kart. ●

Mit Körnern, Zimt und Mandelkern
Vollkorngebäck
(0816) Von M. Bustorf-Hirsch, 48 S., 39 Farbfotos, Pappband. ●

Knusprig, kernig, urgesund **Vollkornbrot**
(0938) Von S. Reiter, 64 S., 46 Farbfotos, Pappband. ●

Weihnachtsbäckerei
Köstliche Plätzchen, Stollen, Honigkuchen und Festtagstorten. (0682) Von M. Sauerborn, 32 S., 34 Farbfotos, Pappband. ●

Meine Weihnachtsbackstube
(5163) Von M. Sauerborn, 32 S., 23 Farbfotos, mit Vorlagebogen in Originalgröße, kart. ●

Süße Verführungen **Desserts**
(0885) Von M. Bacher, 64 S., 75 Farbfotos, Pappband. ●

Süße Geheimnisse eiskalt gelüftet
Eis und Sorbets
(0870) Von H. W. Liebheit, 48 S., 38 Farbfotos, Pappband. ●

Zart schmelzende Versuchungen
Schokolade
(0819) Von J. Schroer, 48 S., 53 Farbfotos, Pappband. ●

Mitbringsel aus meiner Küche
selbst gemacht und liebevoll verpackt.
(0668) Von C. Schönherr, 32 S., 30 Farbfotos Pappband. ●

Marmeladen, Gelees und Konfitüren
Köstlich wie zu Omas Zeiten – einfach selbstgemacht. (0720) Von M. Gutta, 32 S., 23 Farbfotos, 1 Zeichnung, Pappband. ●

Einkochen
nach allen Regeln der Kunst. (0405) Von B. Müller, 128 S., 8 Farbtafeln, kart. ●

Einkochen, Einlegen, Einfrieren
(4055) Von B. Müller, 152 S., 27 s/w.-Abb., 16 Farbtafeln, kart. ●●

Haltbarmachen in der Öko-Küche
Gesunde Konservierungsmethoden für Obst Gemüse, Kräuter und Pilze. (0932) Von M. Bustorf-Hirsch, 120 S., 92 Farbabb., kart. ●●

Komm, koch und back mit mir
Kunterbuntes Kochvergnügen für Kinder. (4285) Von S. und H. Theilig, illustriert von B. v. Hayek, 112 S., 45 Farbabb., Pappband. ●●

Garnieren und Verzieren
(4236) Von R. Biller, 160 S., 329 Farbfotos, 57 Zeichnungen, Pappband. ●●●

Köstlichkeiten für Gäste und Feste
Kalte Platten
(4200) Von I. Pfliegner, 160 S., 130 Farbfoto Pappband. ●●●

Fein und raffiniert
Canapés und kleine Köstlichkeiten
(0963) Von H. Imhof, 64 S., 53 Farbfotos, Pappband. ●

Der schön gedeckte Tisch
Vom einfachen Gedeck bis zur Festtafel stimmungsvoll und perfekt arrangiert.
(4246) Von H. Tapper, 112 S., 206 Farbfotos, 21 s/w-Abbildungen, Pappband. ●●●

Phantasievolle Tischdekorationen selbe machen
(0984) Von Y. Thalheim, H. Nadolny, 80 S., 174 Farbfotos, 21 Zeichnungen, kart. ●●

Tischkarten dekorativ gestalten
aus allerlei Material für viele Anlässe
(0946) Von H. York, 32 S., 108 Farbfotos, Pappband. ●

Servietten dekorativ falten
Geschmackvolle Anregungen aus Stoff und Papier. (0804) Von H. Tapper, 32 S., 134 Farbfotos, Pappband. ●

Die hier vorgestellten Bücher, Videokassetten und Software sind in folgende Preisgruppen unterteilt:

● Preisgruppe bis DM 10,–/S 79,–/Fr.10
●● Preisgruppe über DM 10,– bis DM 20,– S 80,– bis S 160,– Fr. 10,– bis Fr. 18,70
●●● Preisgruppe über DM 20,– bis DM 30,– S 161,– bis S 240,– Fr. 18,70 bis Fr. 27,70
●●●● Preisgruppe über DM 30,– bis DM 50,– S 241,– bis S 400,– Fr. 27,70 bis Fr. 46,–
●●●●● Preisgruppe über DM 50,–/S 401,–/Fr.46,–
*(unverbindliche Preisempfehlung)

Die Preise entsprechen dem Status beim Druck dieses Verzeichnisses (s. Seite 1) – Änderungen, im besonderen der Preise, vorbehalten –

Falken-Verlag GmbH · Postfach 1120 FALKEN D-6272 Niedernhausen/Ts. · Tel.: 06127/7020

Tee für Genießer.
Sorten · Riten · Rezepte. (0356) Von M. Nicolin, 64 S., 4 Farbtafeln, kart. ●

Weinlexikon
Wissenswertes über die Weine der Welt. (4149) Von U. Keller, 228 S., 6 Farbtafeln, 395 s/w-Fotos, Pappband. ●●●

Weine und Säfte, Liköre und Sekt
selbstgemacht. (0702) Von P. Arauner, 232 S., 76 Abb., kart. ●●

Fruchtig, spritzig, eisgekühlt
Mixen ohne Alkohol
(0935) Von S. Späth, 64 S., 44 Farbfotos, Pappband. ●

Cocktails
(4267) Von W. R. Hoffmann, W. Hubert, U. Lottring, 160 S., 164 Farbfotos, 1 s/w-Foto, Pappband. ●●●

Cocktails und Mixereien
für häusliche Feste und Feiern. (0075) Von J. Walker, 96 S., 4 Farbtafeln, kart. ●

Neue Cocktails und Drinks
mit und ohne Alkohol. (0517) Von S. Späth, 128 S., 4 Farbtafeln, kart. ●

Die besten Punsche, Grogs und Bowlen
(0575) Von F. Dingden, 64 S., 4 Farbt., kart. ●

SLIM
Der neue, individuelle Schlankheitsplan (4277) Von Prof. Dr. E. Menden, W. Aign. 120 S., 440 Farbfotos, Pappband. ●●●

Schlank werden nach Dr. Hay **Trennkost**
Die bewährten Vollwert-Rezepte von Ursula Summ. (4298) Von U. Summ, 96 S., 54 Farbfotos, 1 Zeichnung, kart. ●●

Vitamine und Ballaststoffe
So ermittle ich meinen täglichen Bedarf (0746) Von Prof. Dr. M. Wagner, I. Bongartz, 96 S., 6 Farbfotos, zahlreiche farb. Tabellen, kart. ●

Kalorien – Joule
Eiweiß · Fett · Kohlenhydrate tabellarisch nach gebräuchlichen Mengen. (0374) Von M. Bormio, 88 S., kart. ●

Hobby und Freizeit

Falken-Handbuch
Zeichnen und Malen
(4167) Von B. Bagnall, 336 S., 1154 Farbabb., Pappband. ●●●●●

Das große farbige PLAKA-Buch
Malen und Basteln
(4402) Von H.-J. Giesecke, 192 S., 224 Farbfotos, 20 Farb- und 4 s/w-Zeichnungen, Pappband. ●●

Einmal grad und einmal krumm
Zeichenstunden für Kinder. (0599) Von H. Witzig, 144 S., 363 Abb. kart. ●

Punkt, Punkt, Komma, Strich
Zeichenstunden für Kinder.
(0564) Von H. Witzig, 144 S., über 150 Zeichnungen, kart. ●

Kalligraphie
Die Kunst des schönen Schreibens (4263) Von C. Hartmann, 120 S., 44 Farbvorlagen, 29 s/w-Vorlagen, 2 s/w-Zeichnungen, 38 Farbfotos, Pappband. ●●●●

Aquarellmalerei
als Kunst und Hobby (4147) Von H. Haack, B. Wersche, 136 S., 62 Farbfotos, 119 Zeichnungen, Pappband. ●●●●

Aquarellmalerei leicht gelernt
Materialien · Techniken · Motive. (0787) Von T. Hinz, R. Braun, B. Zeidler, 32 S., 38 Farbfotos, 1 Zeichn., Pappband. ●

Hobby Aquarellmalen
Landschaft und Stilleben. (0876) Von I. Schade, A. Brück, 80 S., 111 Farbabb., kart. ●●

Videokassette
Hobby Aquarellmalen
Landschaft und Stilleben (6022) VHS, 40 Min., in Farbe, mit Begleitheft ●●●●*

Hobby Ölmalerei
Landschaft und Stilleben. (0875) Von H. Kämper, I. Becker, 80 S., 93 Farbabb., kart. ●●

Videokassette
Hobby Ölmalerei
Landschaft und Stilleben (6025) VHS, 40 Min., in Farbe, mit Begleitheft ●●●●*

Glasmalerei
als Kunst und Hobby. (4088) Von F. Krettek und S. Beeh-Lustenberger, 132 S., 182 Farbfo tos, 38 Motivvorlagen, Pappband. ●●●●

Bauernmalerei
als Kunst und Hobby. (4057) Von A. Gast, H. Stegmüller, 128 S., 239 Farbfotos, 26 Riß-Zeichnungen, Pappband. ●●●●

Hobby Bauernmalerei
(0436) Von S. Ramos und J. Roszak, 80 S., 116 Farbf. und 28 Motivvorlagen, kart. ●●

Seidenmalerei in Vollendung
(4414) Hrsg. von R. Smend, 160 S., 227 Farbfotos, 36 s/w-Fotos, geprägter Leineneinband mit Schutzumschlag, im Schuber, **DM 98,–**, S 784,–, Fr 90,20

Seidenmalerei als Kunst und Hobby
(4264) Von S. Hahn, 136 S., Farbabb., 1 s/w-Foto, Pappband. ●●●●

Hobby Seidenmalerei
(0611) Von R. Henge, 88 S., 106 Farbfotos, 28 Zeichnungen, kart. ●●

Neue zauberhafte Seidenmalerei
Motive und Anregungen aus der Natur. (0924) Von R. Henge, 80 S., 148 Farbfotos, 27 s/w-Zeichnungen, kart. ●●

Kunstvolle Seidenmalerei
Mit zauberhaften Ideen zum Nachgestalten. (0783) Von I. Demharter, 32 S., 56 Farbfotos, Pappband. ●

Zauberhafte Seidenmalerei
Materialien · Techniken · Gestaltungsvorschläge. (0664) Von E. Dorn, 32 S., 62 Farbfotos, Pappband. ●

Aquarellieren auf Seide
Materialien · Techniken · Motive. (0917) Von I. Demharter, 32 S., 41 Farbfotos, Pappband. ●

Seidenmalerei Landschaften
(5153) Von D. Kosik, 32 S., 50 Farbfotos, 12 Zeichnungen, mit Vorlagebogen in Originalgröße, kart. ●

Seidenmalerei Kissen
(5151) Von I. Demharter, 32 S., 42 Farbfotos, 2 Zeichnungen, mit Vorlagebogen in Originalgröße, kart. ●

Seidenmalerei Tücher und Schals
(5152) Von R. Henge, 32 S., 36 Farbfotos, 1 Zeichnung, mit Vorlagebogen in Originalgröße, kart. ●

Seidenmalerei Lampenschirme
(5154) Von I. Walter-Ammon, 32 S., 47 Farbfotos, 1 Zeichnung, mit Vorlagebogen in Originalgröße, kart. ●

Seidenmalerei Blüten, Blätter, Ranken
(5165) Von D. Kosik, 32 S., 35 Farbfotos, 4 Zeichnungen, mit Vorlagebogen in Originalgröße, kart. ●

Seidenmalerei Schmuckkarten und Miniaturbilder
(5166) Von I. Walter-Ammon, 32 S., 37 Farbfotos, 2 Zeichnungen, mit Vorlagebogen in Originalgröße, kart. ●

Falken-Handbuch **Häkeln**
ABC der Häkeltechniken und Häkelmuster in ausführlichen Schritt-für-Schritt-Bildfolgen. (4194) Von H. Fuchs, M. Natter, 288 S., 1073 Farbabb., Pappband. ●●●●

Das moderne Standardwerk von der Expertin
Perfekt Stricken
Mit Sonderteil Häkeln. (4250) Von H. Jaacks, 256 S., 703 Farbfotos, 169 Farb- und 121 s/w-Zeichnungen, Pappband. ●●●

Videokassette
Perfekt Stricken
Neue Techniken Schritt für Schritt vorgestellt von H. Jaacks, 51 Min., in Farbe, mit Begleitheft. ●●●●*

Falken-Handbuch **Stricken**
ABC der Stricktechniken und Strickmuster in ausführlichen Schritt-für-Schritt-Bildfolgen. (4137) Von M. Natter, 312 S., 106 Farb- und 922 s/w-Fotos, 318 Zeichnungen, Pappband. ●●●●

Hobby Patchwork und Quilten
(0768) Von B. Staub-Wachsmuth, 80 S., 108 Farbabb., 43 Zeichnungen, kart. ●●

Hobby Applikationen
Materialien · Techniken · Modelle (0899) Von H. Probst-Reinhardt, 80 S., 92 Farbfotos, 31 Zeichnungen, kart. ●●

Hobby Spitzencollagen
Bezaubernde Motive aus edlem Material. (0847) Von H. Westphal, 80 S., 186 Farbfotos, kart. ●●

Falken-Handbuch **Nähen**
Abc der Nähtechniken und kreative Modellschneiderei in ausführlichen Schritt-für-Schritt-Bildfolgen. (4272) Von A. Bree, 320 S., 1142 Abbildungen, Schnittmusterbogen für alle Modelle, Pappband. ●●●●

Kreatives Bilderweben
Materialien · Vorlagen · Motive (0814) Von A. Schulte-Huxel, 32 S., 58 Farbfotos, 8 Zeichnungen, Pappband. ●

Die schönsten Handarbeiten zum Verschenken
(4225) Von B. Wenzelburger, 128 S., 156 Farbfotos, 70 zweifarbige Zeichnungen, Pappband. ●●●●

Die hier vorgestellten Bücher, Videokassetten und Software sind in folgende Preisgruppen unterteilt:

● Preisgruppe bis DM 10,–/S 79,–/Fr.10
●● Preisgruppe über DM 10,– bis DM 20,– S 80,– bis S 160,– Fr. 10,– bis Fr. 18,70
●●● Preisgruppe über DM 20,– bis DM 30,– S 161,– bis S 240,– Fr. 18,70 bis Fr. 27,70
●●●● Preisgruppe über DM 30,– bis DM 50,– S 241,– bis S 400,– Fr. 27,70 bis Fr. 46,–
●●●●● Preisgruppe über DM 50,–/S 401,–/Fr.46,–
*(unverbindliche Preisempfehlung)

Die Preise entsprechen dem Status beim Druck dieses Verzeichnisses (s. Seite 1) – Änderungen, im besonderen der Preise, vorbehalten –

Zauberhafte alte Puppen
Sammeln · Restaurieren · Nachbilden
(4255) Von C.A. Stanton, J. Jacobs, 120 S., 157 Farbfotos, 24 Zeichnungen, Pappband. ●●●●

Hobby Puppen
Bezaubernde Modelle selbst gestalten.
(0742) Von B. Wenzelburger, 88 S., 163 Farbfotos, 41 Zeichn., 11 Schnittmuster, kart. ●●

Selbstgestrickte Puppen
Materialien und Arbeitsanleitungen.
(0638) Von B. Wehrle, 32 S., 21 Farbfotos, 24 Zeichnungen, Pappband. ●

Kuscheltiere stricken und häkeln
Arbeitsanleitungen und Modelle. (0734) Von B. Wehrle, 32 S., 60 Farbfotos, 28 Zeichnungen, Spiralbindung. ●

Phantasiepuppen stricken und häkeln
Märchenhafte Modelle mit Arbeitsanleitungen. (0813) Von B. Wehrle, 32 S., 26 Farbfotos, 46 Zeichnungen, Pappband. ●

Dekorative Rupfenpuppen
Arbeitsanleitungen und Gestaltungsvorschläge. (0733) Von B. Wenzelburger, 32 S., 57 Farbfotos, 14 Zeichnungen, Spiralbindung. ●

Teddybären
Sechs beliebte Modelle
(5159) Von Y. Thalheim, H. Nadolny, 32 S., 46 Farbfotos, 9 Zeichnungen, mit Vorlagebogen in Originalgröße, kart. ●

Heißgeliebte Teddybären
Selbermachen · Sammeln · Restaurieren.
(0900) Von H. Nadolny, Y. Thalheim, 80 S., 119 Farbfotos, 23 s/w-Zeichnungen, 14 S. Schnittmusterbogen, kart. ●●

Hobby Salzteig
(0662) Von I. Kiskalt, 80 S., 150 Farbfotos, 5 Zeichnungen, Schablonen, kart. ●●

Neue zauberhafte Salzteig-Ideen
(0719) Von I. Kiskalt, 80 S., 324 Farbfotos, 12 Zeichnungen, Schablonen, kart. ●●

Kreatives Gestalten mit Salzteig
Originelle Motive für Fortgeschrittene.
(0769) Hrsg. I. Kiskalt, 80 S., 168 Farbfotos, kart. ●●

Originell und dekorativ
Salzteig mit Naturmaterialien
(0833) Von A. und H. Wegener, 80 S., 166 Farbfotos, kart. ●●

Salzteig kinderleicht
(0973) Von I. Kiskalt, 80 S., 224 Farbfotos, 8 Zeichnungen, kart. ●●

Gestalten mit Salzteig
formen · bemalen · lackieren. (0613) Von W.-U. Cropp, 32 S., 56 Farbfotos, 17 Zeichnungen, Pappband. ●

Videokassette
Hobby Salzteig
(6010) VHS. in Farbe, 35 Min., mit Begleitheft. ●●●

Schöne Sachen modellieren
Originelles aus Cernit – ideenreich gestaltet.
(0762) Von G. Thelen, 32 S., 105 Farbfotos, Pappband. ●

Töpfern
als Kunst und Hobby. (4073) Von J. Fricke, 132 S., 37 Farbfotos, 222 s/w-Fotos, Pappband. ●●●●

Kreatives Gestalten mit Ton
Töpfern ohne Scheibe – Aufbaukeramik
(0896) Von A. Riedinger, 80 S., 207 Farbfotos, 16 Zeichnungen, 7 Vignetten, kart. ●●

Hobby Glaskunst in Tiffany-Technik
(0781) Von N. Köppel, 80 S., 194 Farbfotos, 6 s/w-Abb., kart., ●●

Tiffany-Lampen selbermachen
Arbeitsanleitung · Materialien · Modelle.
(0684) Von I. Spliethoff, 32 S., 60 Farbfotos, 19 Zeichnungen, Pappband. ●

Tiffany-Spiegel selbermachen
Materialien · Arbeitsanleitung · Vorlagen.
(0761) Von R. Thomas, 32 S., 53 Farbabb., Pappband. ●

Fensterbilder in Tiffany-Technik
(5168) Von P. Matz, 32 S., 43 Farbfotos, mit Vorlagebogen in Originalgröße, kart. ●

Tiffany-Schmuck selbermachen
Materialien · Arbeitsanleitungen · Modelle.
(0871) Von B. Poludniak, H. W. Scheib, 32 S., 55 Farbfotos, Pappband. ●

Tiffany-Technik
und andere kunstvolle Arbeiten in Glas
(0972) Von. D. Köhnen, 80 S., 176 Farbfotos, 5 s/w-Zeichnungen, kart. ●●

Tiffany-Gürtelschnallen
(5160) Von G.G. Scheib, R. Grella, 32 S., 52 Farbfotos, 1 Zeichnung, mit Vorlagebogen in Originalgröße, kart. ●

Schmuck, Accessoires und Dekoratives
aus Fimo modelliert. (0873) Von A. Aurich, 32. S., 54 Farbfotos, Pappband. ●

Modeschmuck mit Federn und Straß
(5167) Von J. Niemeier, 32 S., 41 Farbfotos, mit Vorlagebogen in Originalgröße, kart. ●

Exklusiver Modeschmuck
aus dem eigenen Atelier
(0925) Von J. Niemeier, J. Klein, 80 S., 141 Farbfotos, 25 Zeichnungen, kart. ●●

Gestalten mit Glasperlen
fädeln · sticken · weben (0640) Von A. Köhler, 32 S., 55 Farbfotos, Spiralbindung. ●

Masken
phantasievoll dekorieren
(5155) Von Chr. Familler, 32 S., 48 Farbfotos, mit Vorlagebogen in Originalgröße, kart. ●

Bastelspaß mit der Laubsäge
Mit Schnittmusterbogen für viele Modelle in Originalgröße. (0741) Von L. Giesche, M. Bausch, 32 S., 61 Farbfotos, 7 Zeichnungen, Schnittmusterbogen, Pappband. ●

Strohschmuck selbstgebastelt
Sterne, Figuren und andere Dekorationen
(0740) Von E. Rombach, 32 S., 60 Farbfotos, 17 Zeichnungen, Pappband. ●

Hobby Drachen
bauen und steigen lassen. (0767) Von W. Schimmelpfennig, 80 S., 1 dreiseitige Ausklapptafel, 55 Farbfotos, 139 Zeichnungen kart. ●●

Drachen
Einfache Modelle für Kinder
(5156) Von W. Schimmelpfennig, 32 S., 11 Farbfotos, 31 Zeichnungen, mit Vorlagebogen in Originalgröße, kart. ●

Das große farbige
Bastelbuch für Kinder
(4254) Von U. Barff, I. Burkhardt, J. Maier. 224 S., 157 Farbfotos, 430 Farb- und 60 s/w-Zeichnungen, mit Schnittmusterbogen, Pappband. ●●●

Videokassette
Basteln mit Kindern
(6041) VHS, 60 Min., in Farbe, mit Begleitheft, ●●●●*

Heut basteln wir mit Pappe und Papier
(4413) Von U. Barff, J. Maier, 224 S., 117 Farbfotos, 480 Farbzeichnungen, 25 s/w-Abbildungen, mit Schnittmusterbogen, Pappband. ●●●

Hobby Origami
Papierfalten für groß und klein.
(0756) Von Z. Aytüre-Scheele, 80 S., 820 Farbfotos, kart. ●●

Neue zauberhafte Origami-Ideen
Papierfalten für groß und klein.
(0805) Von Z. Aytüre-Scheele, 80 S., 720 Farbfotos, kart. ●●

Origami –
Die Kunst des Papierfaltens. (0280) Von R. Harbin, 112 S., 633 Zeichnungen, 9 Fotos, kart. ●

Schritt für Schritt zum Scherenschnitt
Materialien · Techniken · Gestaltungsvorschläge. (0732) Von H. Klingmüller, 32 S., 38 Farbfotos, 34 Vorlagen, Pappband. ●

Fensterbilder in Scherenschnitt
(5169) Von A. Hahn, 32 S., 52 Farbfotos, 3 s/w-Fotos, mit Vorlagebogen in Originalgröße, kart. ●

Fensterbilder aus Papier
(5158) Von E. Rüscher, 32 S., 39 Farbfotos, 5 Zeichnungen, mit Vorlagebogen in Originalgröße, kart. ●

Papierflieger
(5157) Von T. Gött, 32 S., 73 Farbfotos, 19 Zeichnungen, mit Vorlagebogen in Originalgröße, kart. ●

Schachteln basteln und dekorieren
(5170) Von Chr. Adjano, 32 S., 55 Farbfotos, mit Vorlagebogen in Originalgröße, kart. ●

Deco Art
Die Kunst, Geschenke zu verpacken
(0949) Von B. Niermann, 80 S., 78 Farbfotos 191 Zeichnungen, kart. ●●

Tischkarten dekorativ gestalten
aus allerlei Material für viele Anlässe
(0946) Von H. York, 32 S., 108 Farbfotos, Pappband. ●

Altes Brauchtum neu entdeckt
Schmuck-Eier
Kunstvoll gestalten und verzieren. (0919) Von I. Kiskalt, 32 S., 45 Farbfotos, 3 s/w-Zeichnungen, Pappband. ●

Basteln für Ostern
(5164) Von Chr. Adjano, 32 S., 47 Farbfotos mit Vorlagebogen in Originalgröße, kart. ●

Alle Jahre wieder…
Advent und Weihnachten
Basteln, Backen, Schmücken, Singen, Vorlesen, Feiern.
(4260) Von H. und Y. Nadolny, 256 S., 105 Farbfotos, 130 Zeichn., Pappband. ●●●

Die hier vorgestellten Bücher, Videokassetten und Software sind in folgende Preisgruppen unterteilt:

● Preisgruppe bis DM 10,–/S 79,–/Fr.10
●● Preisgruppe über DM 10,– bis DM 20,–, S 80,– bis S 160,–, Fr. 10,– bis Fr. 18,70
●●● Preisgruppe über DM 20,– bis DM 30,–, S 161,– bis S 240,–, Fr. 18,70 bis Fr. 27,70
●●●● Preisgruppe über DM 30,– bis DM 50,–, S 241,– bis S 400,–, Fr. 27,70 bis Fr. 46,–
●●●●● Preisgruppe über DM 50,–/S 401,–/Fr.46,–
*(unverbindliche Preisempfehlung)

Die Preise entsprechen dem Status beim Druck dieses Verzeichnisses (s. Seite 1) – Änderungen, im besonderen der Preise, vorbehalten –

asteln für Weihnachten
5162) Von Chr. Adjano, 32 S., 44 Farbfotos, nit Vorlagebogen in Originalgröße, kart. ●

Veihnachtsbasteleien
dvents- und Weihnachtsschmuck für groß nd klein
0667) Von M. Kühnle und S. Beck, 32 S., 6 Farbfotos, 6 Zeichnungen, Pappband. ●

euerzeichen behaglicher Wohnkultur
Kachelöfen, Kamine und Kaminöfen
4288) Hrsg. von C. Berninghaus. Von R. einen, G. Kosicek, H.P. Sabborrosch, 168 S., 91 Farbfotos, 2 s/w-Fotos, 8 Zeichnungen, appband. ●●●●

aragentore selbst bemalt
echniken und Motive.(0786) Von H. und Y. adolny, 32 S., 34 Farbfotos, 12 s/w-Zeichungen, Pappband. ●

alken Handbuch
eimwerken
eparieren und Selbermachen im Haus und Vohnung – über 1100 Farbfotos. Praktische ips vom Profi: Selbermachen, Reparieren, enovieren, Kostensparen. (4117) Von Th. ochert, 440 S., 1103 Farbfotos, 100 ein- und weifarbige Abb., Pappband. ●●●●

estaurieren von Möbeln
tilkunde, Materialien, Techniken, Arbeitsnleitungen in Bildfolgen.
4120) Von E. Schnaus-Lorey, 152 S., 7 Farbfotos, 75 s/w-Fotos, 352 Zeichnunen, Pappband. ●●●●

löbel aufarbeiten, reparieren und flegen
0386) Von E. Schnaus-Lorey, 96 S., 8 Fotos, 101 Zeichnungen, kart. ●

ALKEN-Heimwerker-Praxis
leinmöbel aus Holz
0905) Von O. Maier, 128 S., 210 Farbfotos, 0 Zeichnungen, kart. ●●

ALKEN-Heimwerker-Praxis
apezieren
0743) Von W. Nitschke, 112 S., 186 Farbfoos, 9 Zeichnungen, kart. ●●

ALKEN-Heimwerker-Praxis
nstreichen und Lackieren
0771) Von P. Müller, 120 S., 196 Farbfotos, s/w-Fotos, 3 Zeichnungen, kart. ●●

ALKEN-Heimwerker-Praxis
lektroarbeiten
0975) Von K.H. Schubert, 120 S., 193 Farbtos, 40 Zeichnungen, kart. ●●

ALKEN-Heimwerker-Praxis
ahrrad-Reparaturen
0796) Von R. van der Plas, 112 S., 140 Farbtos, 113 farbige Zeichnungen, kart. ●●

kebana
nführung in die japanische Kunst des umensteckens. (0548) Von G. Vocke, 2 S., 47 Farbfotos, kart. ●●

lütenbilder aus Blumen und Blättern
hantasievolle Naturcollagen.
0872) Von G. Schamp, 32 S., 57 Farbfotos, Zeichnung, Pappband. ●

obby Gewürzsträuße
nd zauberhafte Gebinde nach Salzburger t. (0726) Von A. Ott, 80 S., 101 Farbfotos, farbige Zeichnunen, kart. ●●

Hobby Trockenblumen
Gewürzsträuße, Gestecke, Kränze, Buketts. (0643) Von R. Strobel-Schulze, 88 S., 170 Farbfotos, kart. ●●

Neue zauberhafte Trockenblumen-Ideen
(0821) Von R. Strobel-Schulze, 80 S., 163 Farbfotos, kart. ●●

Mit vollem Genuß
Pfeife rauchen
Alles über Tabaksorten, Pfeifen und Zubehör. (4227) Von H. Behrens, H. Frickert, 168 S., 127 Farbfotos, 18 Zeichn., Pappband. ●●●●

Pfeiferauchen leicht gemacht
Die richtige Art, Tabak zu genießen
(1026) Von O. Pollner, Ca. 112 S., ca. 120 Farbfotos, ca. 4 s/w-Abb., kart. ●●

Münzen
Ein Brevier für Sammler. (0353) Von E. Dehnke, 128 S., 4 Farbtafeln, 17 s/w-Abb., kart. ●●

Die Fazination der Philatelie
Briefmarken sammeln
(4273) Von D. Stein, 212 S., 124 s/w-Fotos, 24 Farbtafeln, Pappband. ●●●

Briefmarken
sammeln für Anfänger. (0481) Von D. Stein. 120 S., 4 Farbtafeln, 98 s/w-Abb., kart. ●

Freizeit mit dem Mikroskop
(0291) Von M. Deckart, 132 S., 8 Farbtafeln, 64 s/w-Abb., 2 Zeichnungen, kart. ●●

Astronomie im Bild
Unser Sternenhimmel rund ums Jahr
(0849) Von Dr. E. Übelacker, 88 S., 48 Farbfotos, 1 s/w-Foto, 68 Farbzeichn., kart. ●●

Astronomie als Hobby
Sternbilder und Planeten erkennen und benennen. (0572) Von D. Block, 176 S., 16 Farbtafeln, 49 s/w-Fotos, 93 Zeichnungen, kart. ●●

Moderne Fotopraxis
(4401) Von G. Koshofer, Prof. H. Wedewardt, 224 S., 363 Farbfotos, 106 s/w-Fotos, 5 Farb- und 24 s/w-Zeichnungen, Pappband. ●●●

Mach dir ein Bild
Praxistips für Foto, Film und Video
(4410) Von G. Staab, 208 S., 202 Farbfotos, 175 s/w-Fotos, 1 Zeichnung, Pappband. ●●●

So macht man bessere Fotos
Das meistverkaufte Fotobuch der Welt. (0614) Von M. L. Taylor, 192 S., 457 Farbfotos, 8 s/w-Fotos, 7 Zeichnungen, kart. ●●

Aktfotografie
Interpretationen zu einem unerschöpflichen Thema. Gestaltung · Technik · Spezialeffekte. (0737) Von H. Wedewardt, 88 S., 144 Farb- und 6 s/w-Fotos, 6 Zeichnungen, kart. ●●

Videokassette
Aktfotografie
Gestaltung, Technik, Spezialeffekte
(6001) VHS, Laufzeit 60 Min., mit Begleitheft, in Farbe. ●●●●●*

Videografieren
Filmen mit Video 8. Technik – Bildgestaltung – Schnitt – Vertonung. (0843) Von M. Wild, K. Möller, 120 S., 101 Farbfotos, 22 s/w-Fotos, 52 Zeichnungen, kart. ●●

Videokassette
Videografieren
Filmen mit Video 8. Technik – Bildgestaltung - Schnitt - Vertonung. (6031) VHS, (6033) Beta, (6034) Video 8, 60 Min., in Farbe, mit Begleitheft. ●●●●●*

Videografieren perfekt
Profitricks für Aufnahmetechnik und Nachbearbeitung
(0969) Von W. Schild, 120 S., 133 Farbabb., 4 s/w-Zeichnungen, kart. ●●●

Videokassette
Videografieren perfekt
(6042) VHS, (6043) Beta, (6044) Video 8, 60 Min., in Farbe, mit Begleitheft, ●●●●●*

Schmalfilmen
Ausrüstung · Aufnahmepraxis · Schnitt · Ton. (0342) Von U. Ney, 108 S., 4 Farbtafeln, 25 s/w-Fotos, kart. ●

Schmalfilme selbst vertonen
(0593) Von U. Ney, 96 S., 57 s/w-Fotos, 14 Zeichnungen, kart. ●

Anlagenbau in Modultechnik
für Modelleisenbahnen und Dioramen. (0845) Von J. Thal, 104 S., 68 Farbfotos, 28 Zeichnungen, kart. ●●●

Videokassette
Die Modelleisenbahn
Anlagenbau in Modultechnik. Neue kreative Gestaltung. Neue raffinierte Techniken. (6028) VHS, 30 Min., in Farbe, ●●●●*

Kleine Welt auf Rädern
Das faszinierende Spiel mit **Modelleisenbahnen** (4175) Von F. Eisen, 256 S., 72 Farb- und 180 s/w-Fotos, 25 Zeichnungen, Pappband. ●●●

Flugmodelle
bauen und einfliegen. (0361) Von W. Thies und W. Rolf, 160 S., 63 Abb., 7 Faltpläne, kart. ●●

Die Super-Sportwagen der Welt
(4423) Von H.G. Isenberg, 194 S., 184 Farbfotos, 4 farbige Ausklapptafeln, 32 s/w-Fotos, Pappband. ●●●●

Die Super-Trucks der Welt
(4257) Von H. G. Isenberg, 194 S., 205 Farbfotos, 87 s/w-Fotos, 7 Farbzeichnungen, 4 farb. Ausklapptafeln, Pappband. ●●●●

Die Super-Motorräder der Welt
(4193) Von H. G. Isenberg, 192 S., 170 Farb- und 100 s/w-Fotos, 8 Zeichnungen, Pappband. ●●●●

Die Super-Eisenbahnen der Welt
(4287) Von W. Kosak, H. G. Isenberg, 224 S., 269 Farbfotos, 79 s/w-Fotos, 8 Vignetten, 5 farb. Ausklapptafeln, Pappband. ●●●●

Elektronik als Hobby
Von der Grundlagenschaltung zum integrierten Schaltkreis
Mit 8 wichtigen Universalplatinen
(4293) Von W. Priesterath, 264 S., 80 s/w-Fotos, 128 Zeichn., Pappband. ●●●

e hier vorgestellten Bücher, Videokassetten und Software sind in folgende Preisgruppen unterteilt:

Preisgruppe bis DM 10,–/S 79,–/Fr.10
● Preisgruppe über DM 10,– bis DM 20,– S 80,– bis S 160,– Fr. 10,– bis Fr. 18,70
●●● Preisgruppe über DM 20,– bis DM 30,– S 161,– bis S 240,– Fr. 18,70 bis Fr. 27,70
●●●●● Preisgruppe über DM 50,–/S 401,–/Fr.46,–
●●●● Preisgruppe über DM 30,– bis DM 50,– S 241,– bis S 400,– Fr. 27,70 bis Fr. 46,–
*(unverbindliche Preisempfehlung)

e Preise entsprechen dem Status beim Druck dieses Verzeichnisses (s. Seite 1) – Änderungen, im besonderen der Preise, vorbehalten –

Sport und Fitneß

Neue Lehrmethoden der Judo-Praxis
(0424) Von P. Herrmann, 223 S., 475 Abb., kart. ●●

Judo
Grundlagen - Methodik. (0305) Von M. Ohgo, 208 S., 1025 Fotos, kart. ●●

Fußwürfe
für Judo, Karate und Selbstverteidigung. (0439) Von H. Nishioka, übers. von H.J. Heese, 96 S., 260 Abb., kart. ●

Modernes Karate
Das große Standardwerk mit 2279 Abbildungen. (4280) Von T. Okazaki, Dr. med. M. V. Stricevic, übers. von M. Pabst, 376 S., 2279 s/w-Abb., Pappband. ●●●●●

Nakayamas Karate perfekt 1
Einführung. (0487) Von M. Nakayama, 136 S., 605 s/w-Fotos, kart. ●●

Nakayamas Karate perfekt 2
Grundtechniken. (0512) Von M. Nakayama, 136 S., 354 s/w-Fotos, 53 Zeichn., kart. ●●

Nakayamas Karate perfekt 3
Kumite 1: Kampfübungen. (0538) Von M. Nakayama, 128 S., 424 s/w-Fotos, kart. ●●

Nakayamas Karate perfekt 4
Kumite 2: Kampfübungen. (0547) Von M. Nakayama, 128 S., 394 s/w-Fotos, kart. ●●

Nakayamas Karate perfekt 5
Kata 1: Heian, Tekki. (0571) Von M. Nakayama, 144 S., 1229 s/w-Fotos, kart. ●●

Nakayamas Karate perfekt 6
Kata 2: Bassai-Dai, Kanku-Dai, (0600) Von M. Nakayama, 144 S., 1300 s/w-Fotos, 107 Zeichnungen, kart. ●●

Nakayamas Karate perfekt 7
Kata 3: Jitte, Hangetsu, Empi. (0618) Von M. Nakayama, 144 S., 1988 s/w-Fotos, 105 Zeichnungen, kart. ●●

Nakayamas Karate perfekt 8
Gankaku, Jion. (0650) Von M. Nakayama, 144 S., 1174 s/w-Fotos, 99 Zeichnungen, kart. ●●

Karate für alle
Karate-Selbstverteidigung in Bildern. (0314) Von A. Pflüger, 112 S., 356 s/w-Fotos, kart. ●

Fit mit **Karate**
(2308) Von A. Pflüger, 96 S., 134 Farbfotos, 4 s/w-Zeichnungen, kart. ●●

25 Shotokan-Katas
Auf einen Blick: Karate–Katas für Prüfungen und Wettkämpfe. (0859) Von A. Pflüger, 88 S., 185 s/w-Abb., 24 ganzseitige Tafeln mit über 1.600 Einzelschritten, kart. ●●

Kontakt-Karate
Ausrüstung · Technik · Training. (0396) Von A. Pflüger, 112 S., 238 s/w-Fotos, kart. ●●

Karate-Do
Das Handbuch des modernen Karate. (4028) Von A. Pflüger, 360 S., 1159 Abb., Pbd. ●●●●

Bo-Karate
Habo-Jitsu – die Techniken des Stockkampfes. (0447) Von G. Stiebler, 176 S., 424 s/w-Fotos, 38 Zeichnungen, kart. ●●

Videokassette
Karate
Einführung und Grundtechniken. (6037) VHS, 45 Min., in Farbe, mit Begleitheft. ●●●●●*

Karate 1
Einführung · Grundtechniken. (0227) Von A. Pflüger, 144 S., 195 s/w-Fotos, 120 Zeichnungen, kart. ●

Karate 2
Kombinationstechniken · Katas. (0239) Von A. Pflüger, 176 S., 452 s/w-Fotos und Zeichnungen,kart. ●

Karate Kata 1
Heian 1–5, Tekki 1, Bassai Dai. (0683) Von W.-D. Wichmann, 164 S., 703 s/w-Fotos, kart. ●●

Karate Kata 2
Jion, Empi, Kanku-Dai, Hangetsu. (0723) Von W.-D. Wichmann, 140 S., 661 s/w-Fotos, 4 Zeichnungen, kart. ●●

Der König des Kung-Fu
Bruce Lee
Sein Leben und Kampf. (0392) Von L. Lee, 136 S., 104 s/w-Fotos, kart. ●●

Bruce Lees Kampfstil 1
Grundtechniken. (0473) Von B. Lee, M. Uyehara, 109 S., 220 Abb., kart. ●

Bruce Lees Kampfstil 2
Selbstverteidigungs-Techniken. (0486) Von B. Lee, M. Uyehara, 128 S., 310 Abb., kart. ●

Bruce Lees Kampfstil 3
Trainingslehre. (0503) Von B. Lee, M. Uyehara, 112 S., 246 Abb., kart. ●

Bruce Lees Kampfstil 4
Kampftechniken. (0523) Von B. Lee, M. Uyehara, 104 S., 211 Abb., kart. ●

Kung-Fu 1
Legende · Philosophie · Grundtechniken (0891) Von Chr. Yim, 152 S., 401 s/w-Fotos, 2 s/w-Zeichnungen, kart. ●●

Kung-Fu und Tai-Chi
Grundlagen und Bewegungsabläufe. (0367) Von B. Tegner, 182 S., 370 s/w-Fotos, kart. ●●

Kung-Fu
Theorie und Praxis klassischer und moderner Stile. (0376) Von M. Pabst, 160 S., 330 Abb., kart. ●●

Bruce Lees Jeet Kune Do
(0440) Von B. Lee, 192 S., mit 105 eigenhändigen Zeichnungen von B. Lee, kart. ●●

Shaolin-Kempo – Kung-Fu
Chinesisches Karate im Drachenstil. (0395) Von R. Czerni, K. Konrad, 246 S., 723 Abb., kart. ●●

Kickboxen
Fitneßtraining und Wettkampfsport. (0795) Von G. Lemmens, 96 S., 208 s/w-Fotos, 23 Zeichnungen, kart. ●●

Ninja 1
Die Lehre der Schattenkämpfer. (0758) Von S.K. Hayes, übers. von J. Schmit, 144 S., 137 s/w-Fotos, kart. ●●

Ninja 2
Die Wege zum Shoshin (0763) Von S.K. Hayes, übers. von J. Schmit, 160 S., 309 s/w-Fotos, 2 Zeichnungen, kart. ●●

Ninja 3
Der Pfad des Togakure-Kämpfers. (0764) Von S.K. Hayes, übers. von J. Schmit, 144 S., 197 s/w-Fotos, 2 Zeichnungen, kart. ●●

Ninja 4
Das Vermächtnis der Schattenkämpfer. (0807) Von S.K. Hayes, übers. von J. Schmit, 196 S., 466 s/w-Fotos, kart. ●●

Ju-Jutsu als Wettkampf
(0826) Von G. Kulot, 168 S., 418 s/w-Fotos, 2 Zeichnungen, kart. ●●

Ju-Jutsu 1
Grundtechniken - Moderne Selbstverteidigung. (0276) Von W. Heim, F.J. Gresch, 164 S., 450 s/w-Fotos, 8 Zeichn., kart. ●

Ju-Jutsu 2
für Fortgeschrittene und Meister. (0378) Von W. Heim, F. J. Gresch, 160 S., 798 s/w-Fotos, kart. ●●

Ju-Jutsu 3
Spezial-, Gegen- und Weiterführungs-Techniken · Stockkampfkunst. (0485) Von W. Heim, F.J. Gresch, 200 S., über 600 s/w-Fotos, kart. ●●

Nunchaku
Waffe · Sport · Selbstverteidigung. (0373) Von A. Pflüger, 144 S., 247 Abb., kart ●●

Shuriken · Tonfa · Sai
Stockfechten und andere bewaffnete kampfsportarten aus Fernost. (0397) Von A. Schultz, 96 S., 253 s/w-Fotos, kart. ●●

Illustriertes Handbuch des Taekwondo
Koreanische Kampfkunst und Selbstverteidigung. (4053) Von K. Gil, 248 S., 1026 Abb., Pappband. ●●●

Taekwondo perfekt 1
Die Formenschule bis zum Blaugurt. (0890) Von K. Gil, Kim Chul-Hwan, 176 S., 439 s/w-Fotos, 107 Zeichnungen, kart. ●●

Taekwondo perfekt 2
Die Formenschule vom Blau- bis zum Schwarzgurt
(0976) Von K. Gil, K. Chul-Hwan, 192 S., 461 s/w-Fotos, 112 Zeichnungen, kart. ●●

Taekwon-Do
Koreanischer Kampfsport. (0347) Von K. Gil 152 S., 408 Abb., kart. ●●

Aikido
Lehren und Techniken des harmonischen Weges. (0537) Von R. Brand, 280 S., 697 Abb., kart. ●●

Hap Ki Do
Grundlagen und Techniken koreanischer Selbstverteidigung. (0379) Von Kim Sou Bong, 112 S., 153 Abb., kart. ●●

Dynamische Tritte
Grundlagen für den Zweikampf. (0438) Von C. Lee, 96 S., 398 s/w-Fotos, 10 Zeichnungen, kart. ●●

Selbstverteidigung
Abwehrtechniken für Sie und Ihn (0853) Vo E. Deser, 96 S., 259 s/w-Fotos, kart. ●

Die Faszination athletischer Körper
Bodybuilding
mit Weltmeister Ralf Möller. (4281) Von R. Möller, 128 S., 169 Farbfotos, 14 s/w-Fotos, 1 Farbzeichn., Pappband. ●●●●

Die hier vorgestellten Bücher, Videokassetten und Software sind in folgende Preisgruppen unterteilt:

● Preisgruppe bis DM 10,–/S 79,–/Fr.10
●● Preisgruppe über DM 10,– bis DM 20,– S 80,– bis S 160,– Fr. 10,– bis Fr. 18,70
●●● Preisgruppe über DM 20,– bis DM 30,– S 161,– bis S 240,– Fr. 18,70 bis Fr. 27,70
●●●● Preisgruppe über DM 30,– bis DM 50,– S 241,– bis S 400,– Fr. 27,70 bis Fr. 46,–
●●●●● Preisgruppe über DM 50,–/S 401,–/Fr.46,–
*(unverbindliche Preisempfehlung)

Die Preise entsprechen dem Status beim Druck dieses Verzeichnisses (s. Seite 1) – Änderungen, im besonderen der Preise, vorbehalten –

Bodyshaping · Bodybuilding
Mit Anja Albrecht zur Idealfigur. (4405) Von A. Albrecht, 128 S., 164 Farbfotos, 4 s/w-Fotos, 1 Farb- und 1 s/w-Zeichnung, Pappband. ●●●●

Ladyfitneß
Das neue Körperbewußtsein der Frau Bodyshaping · Körperpflege · Ernährung · Entspannung
(4433) Von Prof. Dr. S. Starischka, B. Grabis, D. von Gramm, G.W. Kienitz, ca. 128 S., ca. 113 Farbfotos, Pappband. ●●●

Bodybuilding für Frauen
Wege zu Ihrer Idealfigur (0661) Von H. Schulz, 112 S., 84 s/w-Fotos, 4 Zeichnungen, kart. ●●

Bodybuilding
Anleitung zum Muskel- und Konditionstraining für sie und ihn.
(0604) Von R. Smolana, 160 S., 171 s/w-Fotos, kart. ●

Muskeltraining mit Hanteln
Leistungssteigerung für Sport und Fitness. (0676) Von H. Schulz, 104 S., 92 s/w-Fotos, 2 Zeichnungen, kart. ●

Hanteltraining zu Hause
(0800) Von W. Kieser, 80 S., 71 s/w-Fotos, 4 Zeichnungen, kart. ●

Leistungsfähiger durch Krafttraining
Eine Anleitung für Fitness-Sportler, Trainer und Athleten (0617) Von W. Kieser, 96 S., 20 s/w-Fotos, 62 Zeichnungen, kart. ●

Fit und gesund
Fitneßtraining und Bodybuilding zu Hause. Trainingsprogramme für Ihr Wohlbefinden. (0782) Von Prof. Dr. S. Starischka, 80 S., 100 Farbfotos, 3 Zeichnungen, kart. ●●

Videokassette
Fit und gesund Körpertraining und Bodybuilding für zu Hause
(6013) VHS, 30 Min., mit Begleitheft, in Farbe. ●●●●*

Optimale Ernährung
für Krafttraining und Budybuilding. (0912) Von B. Dahmen, 88 S., 8 Farbtafeln, 3 Zeichnungen, kart. ●

Fit mit **Bio-Training**
für Kraft, Ausdauer und Schnelligkeit (2310) Von L. Spitz, 112 S., 197 Farbfotos, 1 Farb- und 4 s/w-Zeichnungen, kart. ●●

Top-Form im Sport
Ernährungs-Training
Das Erfolgsprogramm für den Ausdauersportler. (0945) Von M. Inzinger, Dipl.-Oec. troph. G. Wagner, 160 S., 31 Farbzeichnungen, 16 Grafiken, kart. ●●

Gesund und fit durch **Konditionsübungen und Wirbelsäulengymnastik**
(0844) Von R. Milser u. K. Grafe, 104 S., 19 Farbfotos, 12 Farbzeichnungen, 5 s/w-Zeichnungen, kart. ●●

Fit mit **Tai Chi**
Als sanfte Körpererfahrung (2305) Von B. u. . Moegling, 112 S., 121 Farbfotos, 6 Farb- u. s/w-Zeichnungen, kart. ●●

Isometrisches Training
Übungen für Muskelkraft und Entspannung. (0529) Von L. M. Kirsch, 140 S., 62 s/w-Fotos, kart. ●●

Stretching
Mit Dehnungsgymnastik zu Entspannung. Geschmeidigkeit und Wohlbefinden. (0717) Von H. Schulz, 80 S., 90 s/w-Fotos, kart. ●

Fit mit **Stretching**
(2304) Von B. Kurz, 96 S., 255 Farbfotos, kart. ●●

Gesund und fit durch Gymnastik
(0366) Von H. Pilss-Samek, 132 S., 150 Abb., kart. ●

Fit und frisch
Gymnastik für die ganze Familie
(6501) Von G. Sieber, 104 S., 306 Farbfotos, 5 Farbzeichnungen, kart., mit Audiokassette, Laufzeit 30 Min., ●●●

Fit mit **Laufen**
(2315) Von W. Sonntag, 96 S., 60 Farbfotos, 8 Farbzeichnungen, kart. ●●

Spaß am Laufen
Jogging für die Gesundheit. (0470) Von W. Sonntag. 140 S., 41 s/w-Fotos, 1 Zeichnung, kart. ●

Sportschießen
für jedermann. (0502) Von A. Kovacic, 124 S., 116 s/w-Fotos, kart. ●●

Fit mit **Sportschießen**
(2312) Von H. Gabelmann, ca. 112 S., ca. 100 Farbabbildungen, kart. ●●

Fechten
Florett · Degen · Säbel. (0449) Von E. Beck, 88 S., 185 Fotos, 10 Zeichnungen, kart. ●●

Fit mit **Sportabzeichen**
(2307) Von G. Hennige, 104 S., 107 Farbfotos, kart. ●●

ZDF Sportjahr '87
Rekorde, Siege, Schicksale, Ergebnisse, Termine '88. (4290) Hrsg. von B. Heller, 192 S., 275 Farb- und 4 s/w-Fotos, kart. ●●

ZDF Sportjahr '88
Rekorde · Siege · Schicksale · Ergebnisse Mit Olympischen Spielen und Fußball–EM (4415) Hrsg. von B. Heller, 224 S., 239 Farbfotos, 1 s/w-Foto, kart. ●●●

Fit mit **Fußball**
(2309) Von H. Obermann, P. Walz, 112 S., 47 Farbfotos, 18 Farb- und 25 s/w-Zeichnungen, kart. ●●

Handball
Technik · Taktik · Regeln. (0426) Von F. und P. Hattig, 128 S., 91 s/w-Fotos, 121 Zeichnungen, kart. ●●

Volleyball
Technik · Taktik · Regeln. (0351) Von H. Huhle, 104 S., 330 Abb., kart. ●

Fit mit **Volleyball**
(2302) Von Dr. A. Scherer, 104 S., 27 Farb- und 1 s/w-Foto, 12 Farb- und 29 s/w-Zeichnungen, kart. ●●

Die neue Tennis-Praxis
Der individuelle Weg zu erfolgreichem Spiel. (4097) Von R. Schönborn, 240 S., 202 Farbzeichnungen, 31 s/w-Abb., Pappband. ●●●●

Moderne Tennistechnik
(4187) Von G. Lam, 192 S., 339 s/w-Fotos, 91 Zeichnungen, kart. ●●●

Tennis
Technik · Taktik · Regeln. (0375) Von W. u. S. Taferner, 112 S., 81 Abb., kart. ●

Erfolgreiche Tennis-Taktik
(4086) Von R. Ford Greene, übersetzt von M.R. Fischer, 182 S., 87 Abb., kart. ●●

Tischtennis-Technik
Der individuelle Weg zu erfolgreichem Spiel. (0775) Von M. Perger, 144 S., 296 Abb. kart. ●●

Badminton
Technik · Taktik · Training. (0699) Von K. Fuchs, L. Sologub, 168 S., 51 Abb., kart., ●●

Squash
Ausrüstung · Technik · Regeln. (0539) Von D. von Horn, H.-D. Stünitz, 96 S., 55 s/w-Fotos, 25 Zeichnungen, kart. ●

Fit mit **Squash**
(2311) Von P. Langhammer, R. Michna, 96 S., 86 Farbfotos, 13 Farbzeichnungen, kart. ●●

Eishockey
Lauf- und Stocktechnik, Körperspiel, Taktik, Ausrüstung und Regeln. (0414) Von J. Čapla, 264 S., 548 s/w-Fotos, 163 Zeichnungen, kart. ●●

Golf
Ausrüstung und Technik. (0343) Von J.C. Jessop, übersetzt von H. Biemer, mit einem Vorwort von H. Krings, Präsident des Deutschen Golf-Verbandes, 96 S., 57 Abb., Anhang Golfregeln des DGV, kart. ●●

Pool-Billard
(0484) Herausgegeben vom Deutschen Pool-Billard-Bund. Von M. Bach, K.-W. Kühn, 104 S., 64 Abb., kart. ●

Tanzen überall
Discofox, Rock'n Roll, Blues, Langsamer Walzer, Cha-Cha-Cha zum Selberlernen. (0760) Von H.M. Pritzer, 112 S., 128 Farbfotos, kart. ●●

Tanzstunde
Das Welttanzprogramm leicht gelernt (4409) Von G. Hädrich, 164 S., 489 s/w-Fotos, 63 Zeichnungen, Pappband. ●●●

Wir lernen tanzen
Standard- und lateinamerikanische Tänze. (0200) Von E. Fern, 168 S., 118 s/w-Fotos, 47 Zeichnungen, kart. ●

Fit mit **Tanzen**
(2303) Von K. Richter, H. Kleinow, 88 S., 94 Farbfotos, kart. ●●

Dancing
Moderne Discotänze: mit Mambo und Salsa (0977) Von B. und F. Weber, 96 S., 207 s/w-Fotos, kart. ●●

Dirty Dancing
Step by Step leicht gelernt
(0992) Von D. Glück, G. Teusen, 80 S., 140 Farbfotos, kart. ●●

So tanzt man Rock'n Roll
Grundschritte · Figuren · Akrobatik. (0573) Von W. Steuer und G. Marz, 224 S., 303 Abb., kart. ●●

Anmutig und fit durch
Bauchtanz
(0911) Von Marta, 120 S., 229 Farbfotos, 6 s/w-Zeichnungen, kart. ●●

Sporttauchen
Theorie und Praxis des Gerätetauchens. (0647) Von S. Müßig, 144 S., 8 Farbtafeln, 35 s/w-Fotos, 89 Zeichnungen, kart. ●●

Die hier vorgestellten Bücher, Videokassetten und Software sind in folgende Preisgruppen unterteilt:

● Preisgruppe bis DM 10,–/S 79,–/Fr.10
●● Preisgruppe über DM 10,– bis DM 20,– S 80,– bis S 160,– Fr. 10,– bis Fr. 18,70
●●● Preisgruppe über DM 20,– bis DM 30,– S 161,– bis S 240,– Fr. 18,70 bis Fr. 27,70
●●●● Preisgruppe über DM 30,– bis DM 50,– S 241,– bis S 400,– Fr. 27,70 bis Fr. 46,–
●●●●● Preisgruppe über DM 50,–/S 401,–/Fr.46,–
*(unverbindliche Preisempfehlung)

Die Preise entsprechen dem Status beim Druck dieses Verzeichnisses (s. Seite 1) – Änderungen, im besonderen der Preise, vorbehalten –

Sportfischen
Fische · Geräte · Techniken. (0324) Von H. Oppel, 144 S., 49 s/w-Fotos, 8 Farbt., kart. ●

Angeln
Kleine Fibel für den Sportfischer. (0198) Von E. Bondick, 80 S., 4 Farbt., 116 Abb., kart. ●

Falken-Handbuch
Angeln
in Binnengewässern und im Meer. (4090) Von H. Oppel, 344 S., 24 Farbtafeln, 66 s/w-Fotos, 151 Zeichn., gebunden. ●●●●

Funboard-Surfen
Material · Technik · Regatten · Internationale Reviere. (4297) Von J. Evans, 144 S., 106 Farbfotos, 9 Farbzeichnungen, 68 zweifarbige und 5 s/w-Zeichnungen, kart. ●●●

Fibel für Kegelfreunde
Sport- und Freizeitkegeln · Bowling. (0191) Von G. Bocsai, 72 S., 62 Abb., kart. ●

Fit mit **Kegeln**
(2301) Von G. Gromann, 96 S., 51 Farbfotos, 50 Farb- und 4 s/w-Zeichnungen, kart. ●●

Beliebte und neue Kegelspiele
(0271) Von H. Regulski, 92 S., 62 Abb., kart. ●

111 spannende Kegelspiele
(2031) Von H. Regulski, 80 S., 53 Zeichnungen, kart. ●

Schach

Einführung in das Schachspiel
(0104) Von W. Wollenschläger und K. Colditz, 112 S., 116 Diagramme, kart. ●

Falken-Handbuch
Schach
(4051) Von T. Schuster, 360 S., über 340 Diagramme, gebunden. ●●●●

Spielend Schach lernen
(2002) Von T. Schuster, 96 S., kart. ●

Kinder- und Jugendschach
Offizielles Lehrbuch des Deutschen Schachbundes zur Erringung der Bauern-, Turm- und Königsdiplome. (0561) Von B.J. Withuis, H. Pfleger, 144 S., 220 Zeichnungen und Diagramme, kart. ●●

Zug um Zug
Schach für jedermann 1
Offizielles Lehrbuch des Deutschen Schachbundes zur Errinung des Bauerndiploms. (0648) Von H. Pfleger, E. Kurz, 80 S., 24 s/w-Fotos, 8 Zeichn., 60 Diagramme, kart. ●

FALKEN-Software
Zug um Zug
Schach für jedermann 1
(7015) Wendediskette für C 64/C 128 PC, mit Begleitheft. ●●●●*

(7005) Wendediskette für Atari ST 520/1040, mit Begleitheft. ●●●●●*

Zug um Zug
Schach für jedermann 2
Offizielles Lehrbuch des Deutschen Schachbundes zur Erringung des Turmdiploms. (0659) Von H. Pfleger, E. Kurz, 128 S., 7 s/w-Fotos, 13 Zeichnungen, 78 Diagramme, kart. ●

Zug um Zug
Schach für jedermann 3
Offizielles Lehrbuch des Deutschen Schachbundes zur Erringung des Königdiploms. (0728) Von H. Pfleger, G. Treppner, 128 S., 4 s/w-Fotos, 84 Diagramme, 10 Zeichnungen, kart. ●

Schach für Fortgeschrittene
Taktik und Probleme des Schachspiels. (0219) Von R. Teschner, 88 S., 85 Diagramme, kart. ●

Neue Schacheröffnungen
(0478) Von T. Schuster 104 S., 100 Diagramme, kart. ●

Lehr-, Übungs- und Testbuch der Schachkombinationen
(0649) Von K. Colditz, 184 S., 227 Diagramme, kart. ●●

Die hohe Schule der
Schachkombinationen
(0920) Von W. Golz, P. Keres, 272 S., 322 Diagramme, Pappband. ●●

Schwerfiguren greifen ein
(0979) Von J. Damski, 184 S., 244 Diagramme, Pappband. ●●

Offizielles Lehrbuch des Deutschen Schachbundes
Das systematische Schachtraining
Trainingsmethoden, Strategien und Kombinationen. (0857) Von Sergiu Samarian, 152 S., 159 Diagramme, 1 Zeichn., kart. ●●

Taktische Schachendspiele
(0752) Von J. Nunn, 208 S., 152 Diagramme, kart. ●●

Schachstrategie
Ein Intensivkurs mit Übungen und ausführlichen Lösungen. (0584) Von A. Koblenz, dt. Bearb. von K. Colditz, 212 S., 240 Diagramme, kart. ●●

Schachtraining mit den Großmeistern
(0670) Von H. Bouwmeester, 128 S., 90 Diagramme, kart. ●●

Die besten Partien deutscher Schachgroßmeister
(4121) Von H. Pfleger, 192 S., 29 s/w-Fotos, 89 Diagramme, Pappband. ●●●

So denkt eine Schachmeister
Strategische und taktische Analysen. (0915) Von H. Pfleger, G. Treppner, 120 S., 75 Diagramme, kart. ●●

Schach als Kampf
Meine Spiele und mein Weg. (0729) Von G. Kasparow, 144 S., 95 Diagramme, 9 s/w-Fotos, kart. ●●

Schach WM '87
Kasparow/Karpow
(0910) Von H. Pfleger, O. Borik, M. Kipp-Thomas, 136 S., 36 s/w-Fotos, 96 Diagr., kart. ●●

Helmut Pflegers
Schachkabinett
Amüsante Aufgaben – überraschende Lösungen. (0877) Von H. Pfleger, 160 S., 118 Diagramme, kart. ●●

Schach mit dem Computer
(0747) Von D. Frickenschmidt, 140 S., 112 Diagramme, 29 s/w-Fotos, 5 Zeichnungen, kart. ●●

FALKEN-Software
Das komplette Schachprogramm
Spielen, Trainieren, Problemlösen mit dem Computer. (7006) Von J. Egger, Diskette für C 64, C 128 PC, mit Begleitheft. ●●●●●*

Mensch und Gesundheit

Sexualberatung
(0402) Von Dr. M. Röhl, 168 S., 8 Farbtafeln, 17 Zeichnungen, Pappband. ●●

Der moderne Ratgeber
Wir werden Eltern
Schwangerschaft · Geburt · Erziehung des Kleinkindes. (4269) Von B. Nees-Delaval, 376 S., 335 2-farbige Abb., Pappband. ●●●●

Wenn Sie ein Kind bekommen
(4003) Von U. Klamroth, Dr. med. H. Oster, 240 S., 86 s/w-Fotos, 30 Zeichn., kart. ●●●

Wenn der Mensch zum Vater wird
Ein heiter-besinnlicher Ratgeber. (4259) Von D. Zimmer, 160 S., 20 Zeichnungen, Pappband. ●●

Vorbereitung auf die Geburt und
Schwangerschaftsgymnastik
Atmung, Rückbildungsgymnastik. (0251) Von s. Buchholz, 112, S., 98 s/w-Fotos, kart. ●

Yoga für Schwangere
Der Weg zur sanften Geburt. (0777) Von V. Bolesta-Hahn, 112 S., 76 zweifarbige Abb., kart. ●●

Die Kunst des Stillens
nach neuesten Erkenntnissen (0701) Von Prof. Dr. med. E. Schmidt, S. Brunn, 112 S., 20 Fotos und Zeichnungen, kart. ●

Das Babybuch
Pflege · Ernährung · Entwicklung. (0531) Von A. Burkert, 128 S., 16 Farbtafeln, 38 s/w-Fotos, 30 Zeichnungen, kart. ●●

Wenn Kinder krank werden
Medizinischer Ratgeber für Eltern. (4240) Von Dr. med. I.J. Chasnoff, B. Nees-Delaval, 232 S., 163 Zeichn., Pbd.. ●●●

Erkennen Sie sich selbst.
Psycho-Tests
(0710) Von B.M. Nash, R.B. Monchick, übers. v. J. Schiesmann, 304 S., 81 Zeichn., kart. ●●

FALKEN-Software
Ego-Tests
Sich und andere besser erkennen und verstehen. (7012) Diskette für IBM PC kompatible (MS DOS) mit Begleitheft. ●●●●●*

Bildatlas des menschlichen Körpers
(4177) Von G. Pogliani, V. Vannini, 112 S., 402 Farbabb. 28 s/w-Fotos, Pappband. ●●●

Dr. Reitners großes Gesundheitslexikon
Mit über 5000 Stichwörtern. (4282) Von Dr. med. H.-J. Lewitzka-Reitner, in Zusammenarbeit mit P. Janknecht und U. Kannapinn, 504 S., 424 s/w-Abbildungen, Pappband. ●●

Die hier vorgestellten Bücher, Videokassetten und Software sind in folgende Preisgruppen unterteilt:

● Preisgruppe bis DM 10,–/S 79,–/Fr.10
●● Preisgruppe über DM 10,– bis DM 20,– S 80,– bis S 160,– Fr. 10,– bis Fr. 18,70
●●● Preisgruppe über DM 20,– bis DM 30,– S 161,– bis S 240,– Fr. 18,70 bis Fr. 27,70
●●●● Preisgruppe über DM 30,– bis DM 50,– S 241,– bis S 400,– Fr. 27,70 bis Fr. 46,–
●●●●● Preisgruppe über DM 50,–/S 401,–/Fr.46,–
*(unverbindliche Preisempfehlung)

Die Preise entsprechen dem Status beim Druck dieses Verzeichnisses (s. Seite 1) – Änderungen, im besonderen der Preise, vorbehalten –

Das moderne Hausbuch der Naturheilkunde
Neueste Erkenntnisse der Ganzheitsmedizin von Akupressur bis Zelltherapie
(4403) Von G. Leibold, 448 S., 263 Farbzeichn., 15 s/w-Fotos, Pappband. ●●●●●

Pillenpreise unverblümt
Rezeptfreie Medikamente: Medizinische Grundlagen · Wirkungen · Risiken · Preisübersicht
(4426) Von Dr. rer.nat. K. Mayer, 248 S., franz. Broschur. ●●●

Ratgeber Aids
Entstehung, Ansteckung, Krankheitsbilder, Heilungschancen, Schutzmaßnahmen. (0803) Von B. Baartman, Vorwort von Dr. med. H. Jäger, 112 S., 8 Farbtafeln, 4 Grafiken, kart. ●●

Nahrungsmittelallergien
So ernähren Sie sich richtig!
(0913) Von Priv-Doz.Dr.med.habil. J. von Mayenburg, Prof. Dr. med. Dr. phil. S. Borelli, E. Polster, 136 S., kart. ●●

Diabetes
Krankheitsbild, Therapie, Kontrollen, Schwangerschaft, Sport, Urlaub, Alltagsprobleme, Neueste Erkenntnisse der Diabetesforschung. (0895) Von Dr. med. H.J. Krönke, 120 S., 4 Farbtafeln, 14 s/w-Fotos, 13 s/w-Zeichnungen, kart. ●

Darmleiden
Krankheitsbilder, Behandlung, Selbstbehandlung, Richtige Lebensführung und Ernährung. (0798) Von Dr. med. K. Steffens, 112 S., 46 Zeichnungen, kart. ●

Rheuma und Gicht
Krankheitsbilder, Behandlung, Therapieverfahren, Selbstbehandlung. Richtige Lebensführung und Ernährung. (0712) Von Dr. J. Höder, J. Bandick, 104 S., kart. ●

Asthma
Pseudokrupp, Bronchitis und Lungenemphysem. (0778) Von Prof. Dr. med. W. Schmidt, 120 S., 56 Zeichnungen, kart. ●

Krampfadern
Ursachen, Vorbeugung, Selbstbehandlung, Therapieverfahren. (0727) Von Dr. med. K. Steffens, 96 S., 38 Abb., kart. ●

Gallenleiden
Krankheitsbilder, Behandlung, Therapieverfahren, Selbstbehandlung. Richtige Lebensführung und Ernährung. (0673) Von Dr. med. K. Steffens, 104 S., 34 Zeichnungen, kart. ●

Gesundheit durch altbewährte Kräuterrezepte und Hausmittel aus der
Natur-Apotheke
(4156) Von G. Leibold, 236 S., 8 Farbtafeln, 100 Zeichnungen, kart. ●●

Falken-Handbuch **Heilkräuter**
Modernes Lexikon der Pflanzen und Anwendungen (4076) Von G. Leibold, 392 S., 183 Farbfotos, 22 Zeichnungen, geb. ●●●●

Heiltees und Kräuter für die Gesundheit
(4123) Von G. Leibold, 136 S., 15 Farbtafeln, 16 Zeichnungen, kart. ●●

Aus dem Schatz der Naturmedizin
Heilkräuterkuren
(4268) Von Dr. med. E. Rauch, Dr. rer. nat. P. Kruletz, 144 S., 49 Zeichnungen, kart. ●●

Fastenkuren
Wege zur gesunden Lebensführung. Rezepte und Tips für die Nachfastenzeit. Kurzfasten · Saftfastenkuren · Fastenschalttage · Heilfasten. (4248) Von Ha. A. Mehler, H. Keppler, 144 S., 16 s/w-Fotos, 9 Zeichn., Pbd. ●●●

Massagetechniken und Heilanzeigen
Reflexzonentherapie
(4404) Von G. Leibold, 128 S., 53 Farbzeichungen, Pappband. ●●●

Kneippkuren zu Hause
(0779) Von G. Leibold, 112 S., 25 Zeichnungen, kart. ●

Massage
(0750) Von B. Rumpler, K. Schutt, 112 S., 116 zweifarbige Zeichnungen, kart. ●●

Besser sehen durch Augentraining
Ein Gesundheitsprogramm zur Verbesserung des Sehvermögens. (0914) Von K. Schutt, B. Rumpler, 96 S., 32 s/w-Zeichnungen, kart. ●

Krebsangst und Krebs behandeln
Mit einem Vorwort von Prof. Dr. med. Friedrich Douwes. (0839) Von G. Leibold, 104 S., kart. ●

Hypnose und Autosuggestion
Methoden - Heilwirkungen - praktische Beispiele. (0483) Von G. Leibold, 120 S., 9 Illustrationen, kart. ●

Akupressur zur Eigenbehandlung
(0417) Von G. Leibold, 152 S., 78 Abb., kart. ●

Enzyme
Vitalstoffe für die Gesundheit.
(0677) Von G. Leibold, 96 S., kart. ●

Fußsohlenmassage
Heilanzeigen · Technik · Selbsthilfe.
(0714) Von G. Leibold, 96 S., 38 Zeichnungen, kart. ●

Rheuma behandeln und lindern
Mit einem Vorwort von Dr. med. Max-Otto-Bruker. (0836) Von G. Leibold, 96 S., kart. ●

Heilfasten
(0713) Von G. Leibold, 96 S., kart. ●

Besser leben durch Fasten
(0841) Von G. Leibold, 96 S., kart. ●

Die echte Schroth-Kur
(0797) Von Dr. med. R. Schroth, 88 S., 2 s/w-Fotos, kart. ●

Allergien behandeln und lindern
Mit einem Vorwort von Prof. Dr. med. Axel Stemmann. (0840) Von G. Leibold, 96 S., 4 Zeichnungen, kart. ●

Sreß bewältigen durch Entspannung
(0834) Von Dr. med. Chr. Schenk, 88 S., 29 Zeichnungen, kart. ●

Autogenes-Training
Anwendung · Heilwirkungen · Methoden.
(0541) Von R. Faller, 112 S., 3 Zeichn., kart. ●

Chinesische Naturheilverfahren
Selbstbehandlung mit bewährten Methoden der physikalischen Therapie. Atemtherapie · Heilgymnastik · Selbstmassage · Vorbeugen · Behandeln · Entspannen. (4247) Von F.T. Lie, 160 S., 292 zweifarbige Zeichnungen, Pappband. ●●●

Chinesisches Schattenboxen
Tai-Ji-Quan
für geistige und körperliche Harmonie.
(0850) Von F. T. Lie, 120 S., 221 s/w-Fotos, 9 s/w-Zeichnungen, Beilage: 1 s/w-Poster mit zahlreichen Abbildungen, kart. ●●

Fit mit **Tai Chi**
als sanfte Körpererfahrung
(2305) Von B. und K. Moegling, 112 S., 121 Farbfotos, 6 Farbzeichnungen, kart. ●●

Bauch, Taille und Hüfte gezielt formen durch
Aktiv-Yoga
(0709) Von K. Zebroff, 112 S., 102 Farbfotos, kart. ●●

Yoga für Jeden
(0341) Von K. Zebroff. 156 S., 135 Abb., Spiralbindung. ●●●

Yoga gegen Haltungsschäden und Rückenschmerzen
(0394) Von A. Raab, 104 S., 215 Abb., kart. ●

Chinesische Punktmassage **Akupressur**
(4419) Von F.T. Lie, 192 S., 332 zweifarbige Abb., Pappband. ●●●

Shiatsu-Massage
Hormonisierung der Energieströme im Körper. (0615) Von G. Leibold, 196 S., 180 Abb., kart. ●●

Kochen für Diabetiker
Gesund und schmackhaft für die ganze Familie. (4132) Von M. Toeller, W. Schumacher, A. C. Groote, 224 S., 109 Farbfotos, 94 Zeichnungen, Pappband. ●●●

Neue Rezepte für Diabetiker-Diät
Vollwertig - abwechslungsreich - kalorienarm. (0418) Von M. Oehlrich, 96 S., 8 Farbtafeln, kart. ●

Diät bei Störungen des Fettstoffwechsels und zur Vorbeugung der Arteriosklerose
Rezeptteil von B. Zöllner. (3208) Von Prof. Dr. med. G. Wolfram und Dr. med. O. Adam, 104 S., 4 Farbtafeln, kart. ●●

Diät bei Darmkrankheiten
Durchfall - Divertikulose, Reizdarm und Darmträgheit - einheimische Sprue (Zöllakie) - Disaccharidasemangel - Dünndarmresektion - Dumping Syndrom. Rezeptteil von B. Zöllner. (3211) Von Prof. Dr. med. G. Strohmeyer, 88 S., 4 Farbtafeln, kart. ●●

Ballaststoffreiche Kost bei Funktionsstörungen des Darms
Rezeptteil von B. Zöllner. (3212) Von Prof. Dr. med. H. Kasper, 96 S., 34 Farbfotos, 1 s/w-Fotos, kart. ●●

Diät bei Krankheiten des Magens und Zwölffingerdarms
Rezeptteil von B. Zöllner, (3201) Von Prof. Dr. med. H. Kaess, 96 S., 35 Farbfotos, 1 s/w-Zeichnung, kart. ●●

Diät bei Krankheiten der Gallenblase, Leber und Bauchspeicheldrüse
Rezeptteil von B. Zöllner. (3207) Von Prof. Dr. med. H. Kasper, 88 S., 4 Farbtafeln, kart. ●●

Diät bei Übergewicht
Rezeptteil von B. Zöllner. (3209) Von Prof. Dr. med. Ch. Keller, 104 S., 42 Farbfotos, 3 s/w-Zeichnungen, kart. ●●

Diät bei Gicht und Harnsäuresteinen
Rezeptteil von B. Zöllner. (3205) Von Prof. Dr. med. N. Zöllner, 80 S., 4 Farbtafeln, kart. ●●

Diät bei Herzkrankheiten und Bluthochdruck
Rezeptteil von B. Zöllner. (3202) Von Prof. Dr. med. H. Rottka, 92 S., 4 Farbtafeln, kart. ●●

Die hier vorgestellten Bücher, Videokassetten und Software sind in folgende Preisgruppen unterteilt:

● Preisgruppe bis DM 10,–/S 79,–/Fr.10
●● Preisgruppe über DM 10,– bis DM 20,– S 80,– bis S 160,– Fr. 10,– bis Fr. 18,70
●●● Preisgruppe über DM 20,– bis DM 30,– S 161,– bis S 240,– Fr. 18,70 bis Fr. 27,70
●●●● Preisgruppe über DM 30,– bis DM 50,– S 241,– bis S 400,– Fr. 27,70 bis Fr. 46,–
●●●●● Preisgruppe über DM 50,–/S 401,–/Fr.46,–
*(unverbindliche Preisempfehlung)

Die Preise entsprechen dem Status beim Druck dieses Verzeichnisses (s. Seite 1) – Änderungen, im besonderen der Preise, vorbehalten –

Diät bei Erkrankungen der Nieren, Harnwege und bei Dialysebehandlung
Rezeptteil von B. Zöllner. (3203) Von Prof. Dr. med. Dr. h. c. H. J. Sarre und Prof Dr. med. R. Kluthe, 96 S., 33 Farbfotos, 1 s/w-Zeichnung, kart. ●●

Richtige Ernährung wenn man älter wird
Rezeptteil von B. Zöllner. (3204) Von Prof Dr. med. H.-J. Pusch. 96 S., 36 Farbfotos und 3 s/w-Zeichnungen, kart. ●●

Diät bei Zuckerkrankheit
Rezeptteil von B. Zöllner. (3206) Von Prof. Dr. med. P. Dieterle, 112 S., 42 Farbfotos, 4 vierfarbige Vignetten, 1 s/w-Zeichnung, kart. ●●

Garten, Tiere, Umwelt

Garten heute
Der moderne Ratgeber · Über 1000 Farbbilder. (4283) Von H. Jantra, 384 S., über 1000 Farbabb., Pappband. ●●●●

Blütenpracht in Haus und Garten
Der große praktische Ratgeber mit über 1000 farbigen Abb. (4145) Von M. Haberer, u.a. 352 S., 1012 Farbfotos, Pbd. ●●●●

Die offizielle Sonderausgabe zur BUGA Frankfurt '89
Das Gartenjahr
Arbeitspläne und Pflanzenporträts (4434) Von Dr. G. Schoser, 120 S., 146 Farbfotos, 187 Zeichnungen, 13 Tabellen, kart. ●

Blütenpracht aus winterharten Blumenzwiebeln
(0772) Von H. Lass, 112 S., 120 Farbfotos und Zeichungen, kart. ●●

Erfolgstips für den Obstgarten
Gesunde Früchte durch richtige Sortenwahl und Pflege. (0827) Von F. Mühl, 184 S., 16 Farbtafeln, 33 Zeichnungen, kart. ●●

Erfolgstips für den Gemüsegarten
Mit naturgemäßem Anbau zu höherem Ertrag. (0674) Von F. Mühl, 80 S., 30 s/w-Fotos, 4 Zeichnungen, kart. ●

Mischkultur im Nutzgarten
Mit Jahreskalender und Anbauplänen. (0651) Von H. Oppel, 112 S., 8 Farbtafeln, 23 s/w-Fotos, 29 Zeichnungen, kart. ●

Mein Kräutergarten rund ums Jahr
Täglich schnittfrisch und gesund würzen. (4192) Von Prof. Dr. G. Lysek, 136 S., 15 Farbtafeln, 91 Zeichnungen, kart. ●●

Selbstversorgung aus dem eigenen Anbau
Reichen Erntesegen verwerten und haltbar machen. (4182) Von M. Bustorf-Hirsch, M. Hirsch, 216 S., 270 Zeichn., Pappband. ●●●

Der richtige Schnitt von Obst- und Ziergehölzen, Rosen und Hecken
(0619) Von E. Zettl, 88 S., 8 Farbtafeln, 39 Zeichnungen, 21 s/w-Fotos, kart. ●

Erfolgstips für den Ziergarten
Schmuckpflanzen und Rasen richtig pflegen. (0930) Von F. Mühl, 156 S., 12 Farbtafeln, 26 s/w-Zeichnungen, kart. ●●

Erfolgreich gärtnern mit
Frühbeet und Folie
(0828) Von Dr. Gustav Schoser, 88 S., 8 Farbtafeln, 46 s/w-Fotos, kart. ●

Das Bio-Gartenjahr
Arbeitsplan für naturgemäßes Gärtnern. (4169) Von N. Jorek, 128 S., 8 Farbtafeln, 70 s/w-Abb., kart. ●●

Erfolgreich gärtnern
durch naturgemäßen Anbau (4252) Von I. Gabriel, 416 S., 176 Farbfotos, 212 Farbzeichnungen, Pappband. ●●●

Leben im Naturgarten
Der Biogärtner und seine gesunde Umwelt. (4124) Von N. Jorek, 128 S., 68 s/w-Fotos, kart. ●●

Aktion Garten ohne Gift
Gesunde Umwelt durch natürlichen Pflanzenschutz
Ein Praxis-Handbuch von E. Hoplitschek u. B.M. Tegethoff. (4425) 176 S., 250 Farbfotos, 36 Farb- und 29 s/w-Zeichn., Pbd. ●●●

So wird mein Garten zum Biogarten
Alles über die Umstellung auf naturgemäßen Anbau. (0706) Von I. Gabriel, 128 S., 73 Farbfotos, 54 Farbzeichnungen, kart. ●●

Neuanlage eines Biogartens
Planung, Bodenvorbereitung, Gestaltung. (0721) Von I. Gabriel, 128 S., 73 Farbfotos, 39 Zeichnungen, kart. ●●

Gesunde Pflanzen im Biogarten
Biologische Maßnahmen bei Schädlingsbefall und Pflanzenkrankheiten. (0707) Von I. Gabriel, 128 S., 126 Farbfotos, kart. ●●

Obst und Beeren im Biogarten
Gesunde und schmackhafte Früchte durch natürlichen Anbau. (0780) Von I. Gabriel, 128 S., 109 Farbabb., kart. ●●

Gemüse im Biogarten
Gesunde Ernte durch natürlichen Anbau (0830) Von I. Gabriel, 128 S., 26 Farbfotos, 86 Farbzeichnungen, kart. ●●

Kräuter und Heilpflanzen im Biogarten
Gesunde Ernte durch natürlichen Anbau. (0929) Von I. Gabriel, 112 S., 63 Farbfotos, 19 Farbzeichnungen, kart. ●●

Der biologische Zier- und Wohngarten
Planen, Vorbereiten, Bepflanzen und Pflegen. (0748) Von I. Gabriel, 128 S., 72 Farbfotos, 46 Farbzeichnungen, kart. ●●

Kosmische Einflüsse auf unsere Gartenpflanzen
Sterne beeinflussen Wachstum und Gesundheit der Pflanzen. (0708) Von I. Gabriel, 112 S., 100 Farbabb., kart. ●●

Der Biogarten unter Glas und Folie
Ganzjährig erfolgreich ernten. (0722) Von I. Gabriel, 128 S., 107 Farbabb., kart. ●●

Speisepilze aus eigener Zucht
Anbau · Pflege · Zubereitung (0909) Von U. Groos, 72 S., 8 Farbtafeln, 16 s/w-Zeichnungen, kart. ●

Falken-Handbuch **Pilze**
Mit über 250 Farbfotos und Rezepten. (4061) Von M. Knoop, 276 S., 250 Farbfotos, Pappband. ●●●●

Blütenpracht auf Balkon und Terrasse
(0928) Von M. Haberer, 88 S., 139 Farbfotos, kart. ●●

Gemüse, Kräuter, Obst aus dem Balkongarten
- Erfolgreich ernten auf kleinstem Raum. (0694) Von S. Stein, 32 S., 34 Farbfotos, 6 Zeichnungen, Spiralbindung, kart. ●

Das offizielle BUGA-Buch
Kleingärten
Planen · Anlegen · Pflegen (1015) Von H. Jantra, 88 S., 123 Farbfotos, 1 s/w-Foto, 14 Farbzeichnungen, kart. ●●

Das offizielle BUGA-Buch
Reihenhausgärten
Planen · Anlegen · Pflegen (1016) Von H. Jantra, 104 S., 134 Farbfotos, 45 Farbzeichnungen, kart. ●●

Gartenteiche und Wasserspiele
planen, anlegen und pflegen (4083) Von H. Sikora, 31 Farb- und 31 s/w-Fotos, 73 Zeichnungen, Pappband. ●●●

Wasser im Garten
Von der Vogeltränke zum Naturteich - Natürliche Lebensräume selbst gestalten. (4230) Von H. Hendel, P. Keßeler, 240 S., 315 Farbabb., 11 s/w-Fotos, Pappband. ●●●●●

Mein kleiner Gartenteich
planen – anlegen – pflegen (0851) Von I. Polascheck, 144 S., 108 Farbabb., 6 s/w-Zeichnungen, kart. ●●

Häuser in lebendigem Grün
Fassaden und Dächer mit Pflanzen gestalten. (0846) Von U. Mehl, K. Werk, 88 S., 116 Farbfotos, 4 Farb-und 17 s/w-Zeichn., kart. ●●

Wintergärten
Das Erlebnis, mit der Natur zu wohnen. Planen, Bauen und Gestalten. (4256) Von LOG ID, 136 S., 130 Farbfotos, 107 Zeichnungen, Pappband. ●●●●

Rund ums Jahr erfolgreich gärtnern
Gewächshäuser
planen · bauen · einrichten · nutzen. (4408) Von Dr. G. Schoser, J. Wolff, 232 S., 368 Farbabb., 5 s/w-Fotos, Pappband. ●●●●●

Ziergräser
Über 100 Arten erfolgreich kultivieren. (0829) Von H. Jantra, 104 S., 73 Farbfotos, 6 Farbzeichnungen, kart. ●●

Das moderne Handbuch
Zimmerpflanzen
(4416) Von H. Jantra, 304 S., 766 Farbfotos, 64 Farb-und 19 s/w-Zeichn., Pappband. ●●●●

365 Erfolgstips für schöne Zimmerpflanzen
(0893) Von H. Jantra, 144 S., 215 Farbfotos, kart. ●●

Prof. Stelzers grüne Sprechstunde
Gesunde Zimmerpflanzen
Krankheiten erkennen und behandeln · Mit neuem Diagnosesystem. (4274) Von Prof. Dr. G. Stelzer, 192 S., 410 Farbfotos, 10 s/w-Zeichnungen, Pappband. ●●●●

Biologisch zimmergärtnern
Zier- und Nutzpflanzen natürlich pflegen. (4144) Von N. Jorek, 152 S., 15 Farbtafeln, 120 s/w-Fotos, Pappband. ●●

Videokassette
Pflanzenjournal
Blumen- und Pflanzenpflege im Jahreslauf. (6036) VHS, 30 Min., in Farbe, mit Begleitheft. ●●●●*

Die hier vorgestellten Bücher, Videokassetten und Software sind in folgende Preisgruppen unterteilt:

● Preisgruppe bis DM 10,–/S 79,–/Fr.10
●● Preisgruppe über DM 10,– bis DM 20,– S 80,– bis S 160,– Fr. 10,– bis Fr. 18,70
●●● Preisgruppe über DM 20,– bis DM 30,– S 161,– bis S 240,– Fr. 18,70 bis Fr. 27,70
●●●● Preisgruppe über DM 30,– bis DM 50,– S 241,– bis S 400,– Fr. 27,70 bis Fr. 46,–
●●●●● Preisgruppe über DM 50,–/S 401,–/Fr.46,–
*(unverbindliche Preisempfehlung)

Die Preise entsprechen dem Status beim Druck dieses Verzeichnisses (s. Seite 1) – Änderungen, im besonderen der Preise, vorbehalten –

Hydrokultur
Pflanzen ohne Erde - mühelos gepflegt
(0944) Von H.-A. Rotter, 144 S., 167 Farbfotos, 13 Farbzeichnungen, kart. ●●

Zimmerpflanzen in Hydrokultur
Leitfaden für problemlose Blumenpflege.
(0660) Von H.-A. Rotter, 32 S., 76 Farbfotos, 8 farbige Zeichn., Pappband. ●

Bonsai
Japanische Miniaturbäume und Miniaturlandschaften. Anzucht, Gestaltung und Pflege. (4091) Von B. Lesniewicz, 160 S., 106 Farbfotos, 46 s/w-Fotos, 115 Zeichnungen, gebunden. ●●●●●

Keime, Sprossen, Küchenkräuter
am Fenster ziehen - rund ums Jahr.
(0658) Von F. und H. Jantzen, 32 S., 55 Farbfotos, Pappband. ●

Falken-Handbuch **Orchideen**
Lebensraum, Kultur, Anzucht und Pflege.
(4231) Von G. Schoser, 144 S., 121 Farbfotos, 28 Farbzeichnungen, Pappband. ●●●

Fibel für Kakteenfreunde
(0199) Von H. Herold, 102 S., 23 Farbfotos, 37 s/w-Abb., kart. ●

Kakteen und andere Sukkulenten
300 Arten mit über 500 Farbfotos.
(4116) Von G. Andersohn, 316 S., 520 Farbfotos, 193 Zeichnungen, Pappband. ●●●●

Grzimek Juniors
BUNTE TIERWELT
(4295) Von Chr. Grzimek, 208 S., 308 Farbfotos, Pappband. ●●●

Falken-Handbuch **Hunde**
(4118) Von H. Bielfeld, 176 S., 222 Farb- und 73 s/w-Abb., Pappband. ●●●●

Das neue Hundebuch
Rassen · Aufzucht · Pflege.
(0009) Von W. Busack, überarbeitet von Dr. med. vet. A. H. Hacker und H. Bielfeld, 112 S., 8 Farbt., 27 s/w-Fotos, 6 Zeichn., kart. ●

Dackel, Teckel, Dachshund
Aufzucht · Pflege · Ausbildung.
(0508) Von M. Wein-Gysae, 112 S., 4 Farbtafeln, 43 s/w-Fotos, 2 Zeichnungen, kart. ●

Falken-Handbuch
Der Deutsche Schäferhund
(4077) Von U. Förster, 228 S., 160 Abb., Pappband.●●●

Hundeausbildung
Verhalten - Gehorsam - Ausbildung.
(0346) Von Prof. Dr. R. Menzel, 88 S., 19 Fotos, kart. ●

Grundausbildung für Gebrauchshunde
Schäferhund, Boxer, Rottweiler, Dobermann, Riesenschnauzer, Airedaleterrier, Hovawart und Bouvier. (0801) Von M. Schmidt und W. Koch, 104 S., 8 Farbtafeln, 51 s/w-Fotos, 5 s/w-Zeichnungen, kart. ●

Der Deutsche Schäferhund
Aufzucht, Pflege und Ausbildung. (0073) Von A. Hacker, 104 S., 56 Abb., kart. ●

Alles über junge Hunde
(0863) Von Dr. med. vet. E.M. Bartenschlager, 64 S., 49 Farbfotos, 6 Zeichnungen, kart. ●

Richtige Hundeernährung
(0811) Von Dr. med. vet. E.M. Bartenschlager, 80 S., 51 Farbfotos, 4 Farbzeichn., kart. ●

Hundekrankheiten
Erkennung und Behandlung, Steuerung des Sexualverhaltens. (0570) Von Dr. med.vet. R. Spangenberg, 128 S., 68 s/w- Fotos, 10 Zeichnungen, kart. ●

Falken-Handbuch **Katzen**
(4158) Von B. Gerber, 176 S., 294 Farb- und 88 s/w-Fotos, Pappband. ●●●●

Das neue Katzenbuch
Rassen · Aufzucht · Pflege. (0427) Von B. Eilert-Overbeck, 120 S., 14 Farbfotos, 26 s/w-Fotos, kart. ●

Katzenkrankheiten
Erkennung und Behandlung. Steuerung des Sexualverhaltens. (0652) Von Dr. med. vet. R. Spangenberg. 176 S., 64 s/w- Fotos, 4 Zeichnungen, kart. ●

Junge Katzen
(0862) Von Dr. med. vet. E.M. Bartenschlager, 72 S., 40 Farbf., 4 Farbzeichn., kart. ●

Falken-Handbuch **Pferde**
(4186) Von H. Werner, 176 S., 196 Farb- und 50 s/w-Fotos, 100 Zeichn., Pappband. ●●●●

Der Hobby-Imker
(0978) Von Dr. R.F.A. Moritz, 144 S., 106 zweifarbige Zeichnungen, kart. ●●

Geflügelhaltung als Hobby
(0749) Von M. Baumeister, H. Meyer, 184 S., 8 Farbtafeln, 47 s/w-Fotos, 15 Zeichnungen, kart. ●●

Vogelhäuschen, Nistkästen, Vogeltränken
mit Plänen und Anleitungen zum Selbstbau.
(0695) Von J. Zech, 32 S., 42 Farbfotos, 6 Zeichnungen, Pappband. ●

Sittiche und kleine Papageien
(0864) Von Dr. med. vet. E.M. Bartenschlager, 88 S., 84 Farbfotos, 9 Zeichnungen, kart. ●

Papageien und Sittiche
Arten · Pflege · Sprechunterricht
(0591) Von H. Bielfeld, 112 S., 8 Farbtafeln, kart. ●

Falken-Handbuch **Süßwasser-Aquarium**
(4191) Von H. J. Mayland, 288 S., 564 Farbfotos, 75 Zeichnungen, Pappband. ●●●●

Das Süßwasser-Aquarium
Einrichtung · Pflege · Fische · Pflanzen
(0153) Von H. J. Mayland, 152 S., 16 Farbtafeln, 43 s/w-Zeichnungen, kart. ●●

Tiere im Wassergarten
(0808) Von Dr. med. vet. E.M. Bartenschlager, 96 S., 84 Farbf., 7 Zeichn., kart. ●

Alles über Meerschweinchen
(0809) Von Dr. med. vet. E.M. Bartenschlager, 72 S., 43 Farbf., 11 Farbzeichn., kart. ●

Alle über Igel in Natur und Haus
(0810) Von Dr. med. vet. E.M. Bartenschlager, 68 S., 51 Farbfotos, kart. ●

Falken-Handbuch **Umweltschutz**
Das Öko-Testbuch zur Eigeninitiative.
(4160) Von M. Häfner, 352 S., 411 Farbf., 152 Farbzeichnungen, Pappband. ●●●●

Vom Urkrümel zum Atompilz
Evolution - Ursache und Ausweg aus der Krise. (4181) Von J. Voigt, 188 S., 20 Farb- und 70 s/w-Fotos, 32 Zeichnungen, kart. ●●

Rat und Wissen

Haushaltstips von A bis Z
(0759) Von A. Eder, 80 S., 30 Zeichn., kart. ●

Umgangsformen heute
Die Empfehlungen des Fachausschusses für Umgangsformen (4015) 252 S., 108 s/w-Fotos, 17 Zeichnungen, Pappband. ●●●

Benehmen bei Tisch
(0988) Von I. Cording, 80 S., 90 Farbfotos, 5 s/w-Zeichnungen, kart. ●●

Videokassette
Körpersprache
verstehen und deuten
(6046) VHS, 60 Min., in Farbe, mit Begleitheft. ●●●●●*

Bauernregeln, Bauernweisheiten, Bauernsprüche
(4243) Von G. Haddenbach, 192 S., 62 Farbabb. 9 s/w-Fotos, 144 s/w-Zeichnungen, Pappband. ●●●

Familienforschung · Ahnentafel · Wappenkunde
Wege zur eigenen Familienchronik.
(0744) Von P. Bahn, 128 S., 8 Farbtafeln, 30 Abbildungen, kart. ●●

Wie soll es heißen?
(0211) Von D. Köhr, 136 S., kart. ●

Die Silberhochzeit
Vorbereitung · Einladung · Geschenkvorschläge · Dekoration · Festablauf · Menüs · Reden · Glückwünsche. (0542) Von K.F. Merkle, 112 S., 41 Zeichnungen, kart. ●

Wir feiern Hochzeit
Festgestaltung - phantasievoll und modern.
(0943) Von H.J. Winkler, 120 S., kart. ●

Wir heiraten
Ratgeber zur Vorbereitung und Festgestaltung der Verlobung und Hochzeit. (4188) Von C. Poensgen, 216 S., 8 s/w-Fotos, 30 s/w-Zeichn., 8 Farbt., Pappband. ●●●

Von der Verlobung zur Goldenen Hochzeit
(0393) Von E. Ruge, 112 S., kart. ●

Hochzeits- und Bierzeitungen
Muster, Tips und Anregungen. (0288) Von H.-J. Winkler, mit vielen Text- und Gestaltungsanregungen, 116 S., 15 Abb., 1 Musterzeitung, kart. ●

Neues Denken - alte Geister
New Age unter der Lupe. (4278) Von G. Myrell, Dr. W. Schmandt, J. Voigt, 176 S., 54 Farbfotos, 3 Zeichnungen, kart. ●●

Moderne Korrespondenz
Handbuch für erfolgreiche Briefe.
(4014) Von H. Kirst und W. Manekeller, 544 S., Pappband. ●●●●

Der richtige Brief
zu jedem Anlaß
Das moderne Handbuch mit 400 Musterbriefen
(4179) Von H. Kirst, 376 S., Pappband. ●●●

Musterbriefe
für alle Gelegenheiten. (0231) Hrsg. von O. Fuhrmann, 240 S., kart. ●

Die hier vorgestellten Bücher, Videokassetten und Software sind in folgende Preisgruppen unterteilt:

● Preisgruppe bis DM 10,–/S 79,–/Fr.10
●● Preisgruppe über DM 10,– bis DM 20,–/S 80,– bis S 160,–/Fr. 10,– bis Fr. 18,70
●●● Preisgruppe über DM 20,– bis DM 30,–/S 161,– bis S 240,–/Fr. 18,70 bis Fr. 27,70
●●●● Preisgruppe über DM 30,– bis DM 50,–/S 241,– bis S 400,–/Fr. 27,70 bis Fr. 46,–
●●●●● Preisgruppe über DM 50,–/S 401,–/Fr.46,–
*(unverbindliche Preisempfehlung)

Die Preise entsprechen dem Status beim Druck dieses Verzeichnisses (s. Seite 1) – Änderungen, im besonderen der Preise, vorbehalten –

Falken-Verlag GmbH · Postfach 1120 FALKEN **D-6272 Niedernhausen/Ts. · Tel.: 06127/7020**

Privatbriefe
Muster für alle Gelegenheiten. (0114) Von I. Wolter-Rosendorf, 112 S., kart. ●

Der neue Briefsteller
Musterbriefe für alle Gelegenheiten. (0060) Von I. Wolter-Rosendorf, 96 S., kart. ●

Erfolgstips für den Schriftverkehr
Briefgestaltung · Rechtschreibung · Zeichensetzung · Stil. (0678) Von U. Schoenwald, 112 S., kart. ●

Geschäftliche Briefe
des Privatmanns, Handwerkers, Kaufmanns. (0041) Von A. Römer, 124 S., kart.●

Behördenkorrespondenz
Musterbriefe · Anträge · Einsprüche. (0412) Von E. Ruge, 112 S., kart.●

Worte und Briefe der Anteilnahme
(0464) Von E. Ruge, 96 S., mit vielen Abb., kart. ●

Briefe zu Geburt und Taufe
Glückwünsche und Danksagungen. (0802) Von H. Beitz, 96 S., 12 Zeichnungen, kart. ●

Briefe zum Geburtstag
Glückwünsche und Danksagungen. (0822) Von H. Beitz, 104 S., 22 Zeichnungen, kart. ●

Briefe der Liebe
Anregungen für gefühlvolle und zärtliche Worte. (0903) Hrsg. von H. Beitz, 96 S., 4 Zeichnungen, kart. ●

Briefe zur Hochzeit
Glückwünsche und Danksagungen (0852) Von R. Röngen, 96 S., 1 Zeichnung, 39 Vignetten, kart. ●

Reden und Ansprachen
für jeden Anlaß. (4009) Hrsg. von F. Sicker, 454 S., gebunden. ●●●●

Die Kunst der freien Rede
Ein Intensivkurs mit vielen Übungen, Beispielen und Lösungen.
(4189) Von G. Hirsch, 232 S., 11 Zeichnungen, Pappband. ●●●

Die überzeugende Rede
Mehr Erfolg durch bessere Rhetorik. (0076) Von K. Wolter, G. Kunz, 80 S., kart. ●

Festreden und Vereinsreden
Muster für alle Gelegenheiten. (0069) Von K. Lehnhoff, E. Ruge, 96 S., kart. ●

Trinksprüche, Gästebuchverse, Richtsprüche
(0224) Von D. Kellermann, 96 S., kart. ●

Trinksprüche
Fest- und Damenreden in Reimen. (0791) Von L. Metzner, 88 S., 14 s/w-Zeichnungen, kart. ●

Glückwünsche, Toasts und Festreden zur Hochzeit
(0264) Von I. Wolter, 112 S., 18 Zeichnungen, kart. ●

Reden zur Taufe, Kommunion und Konfirmation
(0751) Von G. Georg, 96 S., kart. ●

Reden zur Hochzeit
Musteransprachen für Hochzeitstage. (0654) Von G. Georg, 112 S., kart. ●

Reden zu Familienfesten
Muteransprachen für viele Gelegenheiten. (0675) Von G. Georg, 112 S., kart. ●

Reden zum Geburtstag
Musteransprachen für familiäre und offizielle Anlässe. (0773) Von G. Georg, 96 S., kart. ●

Reden im Verein
Musteransprachen für viele Gelegenheiten. (0703) Von G. Georg, 112 S., kart. ●

Reden zum Jubiläum
Musteransprachen für viele Gelegenheiten. (0595) Von G. Georg, 112 S., kart. ●

Reden und Sprüche zu Grundsteinlegung, Richtfest und Einzug
(0598) Von A. Bruder, G. Georg, 96 S., kart. ●

Reden zum Ruhestand
Musteransprachen zum Abschluß des Berufslebens (0790) Von G. Georg, 104 S., kart. ●

Reden in Trauerfällen
Musteransprachen für Beerdigungen und Trauerfeiern (0736) Von G. Georg, 104 S., kart. ●

Neue Glückwunschfibel
für groß und klein. (0156) Von R. Christian-Hildebrandt, 96 S., 13 Vignetten, kart. ●

Großes Buch der Glückwünsche
(0255) Hrsg. von O. Fuhrmann, 176 S., 77 Zeichnungen und viele Gestaltungsvorschläge, kart. ●

Herzliche Glückwünsche!
Die schönsten Gedichte und Texte für viele Gelegenheiten. (0942) Hrsg. Von B.H. Bull, 256 S., 50 Zeichnungen, Pappband. ●●

Der Verseschmied
Kleiner Leitfaden für Hobbydichter. Mit Reimlexikon. (0597) Von T. Parisius, 96 S., 28 Zeichnungen, kart. ●

Verse fürs Poesiealbum
(0241) Von I. Wolter, 96 S., 20 Abb., kart. ●

Rosen, Tulpen, Nelken ...
Beliebte Verse fürs Poesiealbum
(0431) Von W. Pröve, 96 S., 11 Faksimile-Abb., kart. ●

Kindergedichte zur grünen, silbernen und goldenen Hochzeit
(0318) Von H.-J. Winkler, 104 S., 20 Abb., kart. ●

Glückwunschverse für Kinder
(0277) Von B. Ulrici, 80 S., kart. ●

Kindergedichte für Familienfeste
(0860) Von B.H. Bull, 96 S., 20 Zeichnungen, kart. ●

Ins Gästebuch geschrieben
(0576) Von K.H. Trabeck, 96 S., 24 Zeichnungen, kart. ●

Komm mit ins Land der Lieder
Das große Buch der Kinder-, Volks- und Chorlieder. (4261) Hrsg. Von H. Rauhe, 176 S., 146 Farbzeichn., Pappband. ●●●

Die schönsten Wander- und Fahrtenlieder
(0462) Hrsg. Von F.R. Miller, empfohlen vom Deutschen Sängerbund, 80 S., mit Noten und Zeichnungen, kart. ●

Die schönsten Volkslieder
(0432) Hrsg. Von D. Walther, 128 S., mit Noten und Zeichnungen, kart. ●

Erziehungsgeld, Mutterschutz, Erziehungsurlaub
Alles über das neue Recht für Eltern. Mit den Gesetzestexten. (0835) Von J. Grönert, 144 S., kart. ●●

Scheidung und Unterhalt
nach dem neuen Eherecht. (0403) Von T. Drewes, 112 S., mit Kosten und Unterhaltstabellen, kart. ●

Endlich 18 und nun?
Rechte, Pflichten, Zukunfts-Chancen. (0646) Von R. Rathgeber, 224 S., 27 Zeichnungen, kart. ●●

Was heißt hier minderjährig?
(0765) Von R. Rathgeber, C. Rummel, 148 S., 50 Fotos, 25 Zeichnungen, kart. ●●

Testament und Erbschaft
Erbfolge, Rechte und Pflichten der Erben, Erbschafts-und Schenkungssteuer, Mustertestamente. (4139) Von T. Drewes, R. Hollender, 304 S., Pappband. ●●●

Erbrecht und Testament
Mit Erläuterungen des Erbschaftssteuergesetzes von 1974. (0046) Von Dr. jur. H. Wandrey, 124 S., kart. ●

Der letzte Wille
Ratgeber für Erblasser, Erben und Hinterbliebene in Rechts-, Versorgungs- und Steuerfragen
(0939) Von T. Drewes, 136 S., 9 s/w-Zeichnungen, kart. ●●

Mietrecht
Leitfaden für Mieter und Vermieter. (0479) Von J. Beuthner, 196 S., kart. ●●

Präzise Ratschläge für **Ihre optimale Rente**
Vorbereitung · Berechnungsgrundlagen · Gesetzesänderungen · Individuelle Rechenbeispiele. (0806) Von K. Möcks, 96 S., 24 Formulare, 1 Graphik, kart. ●

Das große farbige Kinderlexikon
(4195) Von U. Kopp, 320 S., 493 Farbabb. 17 s/w-Fotos, Pappband. ●●●

ZDF
Kompaß Jugend-Lexikon
(4096) Von R. Kerler, J. Blum, 336 S., 766 Farbfotos, 39 s/w-Abb., Pbd. ●●●●

Gitarre spielen
Ein Grundkurs für den Selbstunterricht. (0534) Von A. Roßmann, 96 S., 1 Schallfolie, 150 Zeichnungen, kart. ●●●

Maschinenschreiben für Kinder
(0274) Von H. Kaus, 48 S., 17 farbige Abb., kart. ●

So lernt man leicht und schnell
Maschinenschreiben
Lehrbuch für Schulen, Lehrgänge und Selbstunterricht. (0568) Von M. Kempkes, 112 S., 48 Zeichnungen, kart. ●●

Maschinenschreiben
In 10 Tagen spielend gelernt. Von Unterichtsmedien Hoppius. (7008) Diskette für den C 64 und C 128 PC ●●●●* (7009) für IBM PC + kompatible, ●●●●●* (7010) für Schneider CPC 464, 664, 6128, ●●●●●*

Maschinenschreiben im Selbstunterricht
(0170) Von A. Fonfara, 84 S., kart. ●

Buchführung leicht gemacht
Ein methodischer Grundkurs für den Selbstunterricht. (4238) Von D. Machenheimer, R. Kersten, 252 S., Pappband. ●●●

Buchführung leicht gefaßt
Ein Leitfaden für Handwerker und Gewerbetreibende. (0127) Von R. Pohl. 104 S., kart. ●

Die hier vorgestellten Bücher, Videokassetten und Software sind in folgende Preisgruppen unterteilt:

● Preisgruppe bis DM 10,–/S 79,–/Fr.10
●● Preisgruppe über DM 10,– bis DM 20,–, S 80,– bis S 160,–, Fr. 10,– bis Fr. 18,70
●●● Preisgruppe über DM 20,– bis DM 30,–, S 161,– bis S 240,–, Fr. 18,70 bis Fr. 27,70
●●●● Preisgruppe über DM 30,– bis DM 50,–, S 241,– bis S 400,–, Fr. 27,70 bis Fr. 46,–
●●●●● Preisgruppe über DM 50,–/S 401,–/Fr.46,–
*(unverbindliche Preisempfehlung)

Die Preise entsprechen dem Status beim Druck dieses Verzeichnisses (s. Seite 1) – Änderungen, im besonderen der Preise, vorbehalten –

Falken-Verlag GmbH · Postfach 1120 FALKEN D-6272 Niedernhausen/Ts. · Tel.: 06127/7020

Stenografie leicht gelernt
im Kursus oder Selbstunterricht.
(0266) Von H. Kaus, 64 S., kart. ●

Erfolgreiche Bewerbung um einen Ausbildungsplatz
(0715) Von H. Friedrich, 136 S., kart. ●

Die Bewerbung
Der moderne Ratgeber für Bewerbungsbriefe, Lebenslauf und Vorstellungsgespräche. (4138) Von W. Manekeller, 264 S., Pappband. ●●

Lebenslauf und Bewerbung
Beispiele für Inhalt, Form und Aufbau.
(0428) Von H. Friedrich, 112 S., kart. ●

Die erfolgreiche Bewerbung
Bewerbung und Vorstellung. (0173) Von W. Manekeller, 156 S., kart. ●

Erfolgreiche Bewerbungsbriefe und Bewerbungsformen
(0138) Von W. Manekeller, U. Schoenwald, 88 S., kart. ●

Vorstellungsgespräche
sicher und erfolgreich führen. (0636) Von H. Friedrich, 144 S., kart. ●

Keine Angst vor Einstellungstests
Ein Ratgeber für Bewerber. (0793) Von Ch. Titze. 120 S., 67 Zeichnungen, kart. ●

FALKEN-Software
Einstellungstests
(7013) Von B. Hoppius, Wendediskette für C 64/C 128 PC, mit Begleitheft, ●●●●*

Die ersten Tage am neuen Arbeitsplatz
Ratschläge für den richtigen Umgang mit Kollegen und Vorgesetzten
(0855) Von H. Friedrich, 104 S., kart. ●

Zeugnisse im Beruf
richtig schreiben, richtig verstehen.
(0544) Von H. Friedrich, 112 S., kart. ●

Erfolgreiche Kaufmannspraxis
Wirtschaftliche Grundlagen, Geld, Kreditwesen, Steuern, Betriebsführung, Recht, EDV.
(4046) Von W. Göhler, H. Gölz, M. Heibel, Dr. D. Machenheimer, 544 S., gebunden. ●●●●

So werde ich erfolgreich
Ratschläge und Tips für Beruf und Privatleben. (0918) Von H. Hans, 104 S., kart. ●●

Wege zum Börsenerfolg
Aktien · Anleihen · Optionen
(4275) Von H. Krause, 252 S., 4 s/w-Fotos, 86 Zeichnungen, Pappband. ●●●

FALKEN-Software
Börsenfieber
Spielend spekulieren mit Geld und Aktien
(7016) IBM PC und Kompatible, Diskette 5 1/4'', mit Begleitheft, ●●●●●*

Schülerlexikon der Mathematik
Formeln, Übungen und Begriffserklärungen für die Klassen 5–10. (0430) Von R. Müller, 176 S., 96 Zeichnungen, kart. ●

Mathematik verständlich
Zahlenbereiche Mengenlehre, Algebra, Geometrie, Wahrscheinlichkeitsrechnung, Kaufmännisches Rechnen. (4135) Von R. Müller, 652 S., 10 s/w- und 109 Farbfotos, 802 farbige und 79 s/w-Zeichnungen, über 2500 Beispiele und Übungen mit Lösungen, Pappband. ●●●●●

Mehr Erfolg in der Schule
Mathematik 1
Arithmetik und Algebra
Übungen, Beispiele und Lösungen für die Klasse 5 bis 10
(4420) Von R. Müller-Fonfara, 256 S., 193 Zeichn., 2 s/w-Fotos, Pappband. ●●●

Mathematische Formeln für Schule und Beruf
Mit Beispielen und Erklärungen. (0499) Von R. Müller-Fonfara, 156 S., 210 Zeichnungen, kart. ●

Rechnen aufgefrischt
für Schule und Beruf. (0100) Von H. Rausch, 144 S., kart. ●

Physik verständlich
Förderkurs für die Klassen 7 bis 10
(0926) Von Dr. Th. Neubert, 136 S., 146 s/w-Zeichnungen, 166 Aufgaben, kart. ●●

Richtige Groß- und Kleinschreibung
durch neue, vereinfachte Regeln. Erläuterungen der Zweifelsfragen anhand vieler Beispiele. (0897) Von Prof. Dr. Ch. Stetter, 96 S., kart. ●

Deutsche Grammatik
Ein Lern- und Übungsbuch. (0704) Von K. Schreiner, 112 S., kart. ●

Mehr Erfolg in der Schule
Deutsche Rechtschreibung und Grammatik
Übungen und Beispiele für die Klassen 5–10.
(4407) Von K. Schreiner, 256 S., durchgehend zweifarbig, Pappband. ●●●

Richtiges Deutsch
Rechtschreibung · Zeichensetzung · Grammatik · Stilkunde. (0551) Von K. Schreiner, 128 S., 7 Zeichnungen, kart. ●

Mehr Erfolg in der Schule
Der Deutschaufsatz
Übungen und Beispiele für die Klassen 5–10.
(4271) Von K. Schreiner, 240 S., 4 s/w-Fotos, 51 Zeichnungen, Pappband. ●●●

Aufsätze besser schreiben
Förderkurs für die Klassen 4–10. (0429) Von K. Schreiner, 144 S., 4 s/w-Fotos, 27 Zeichnungen, kart. ●

Mehr Erfolg in Schule und Beruf
Besseres Deutsch
Mit Übungen und Beispielen für Rechtschreibung, Diktate, Zeichensetzung, Aufsätze, Grammatik, Literaturbetrachtung, Stil, Briefe, Fremdwörter, Reden. (4115) Von K. Schreiner, 444 S., 7 s/w-Fotos, 27 Zeichnungen, Pappband. ●●●

Richtige Zeichensetzung
durch neue, vereinfachte Regeln. Erläuterungen der Zweifelsfragen anhand vieler Beispiele. (0744) Von Prof. Dr. Ch. Stetter, 160 S., kart. ●

Diktate besser schreiben
Übungen zur Rechtschreibung für die Klasse 4–8. (0469) Von K. Schreiner, 152 S., 31 Zeichnungen, kart. ●

Besseres Englisch
Grammatik und Übungen für die Klassen 5 bis 10. (0745) Von E. Henrichs, 144 S., kart. ●●

FALKEN-Software
The Grammar-Master
Englische Grammatik üben und beherrschen.
(7002) Diskette für den C 64/C 128 PC ●●●●*

FALKEN-Software
Take a Trip to Britain
(7004) Von reLine, Diskette für C 64/C 128 PC, mit Begleitheft. ●●●●*

FALKEN-Software
Vokabeltrainer Englisch
Von B. Hoppius. (7001) 2 Disketten für C 64/C 128 PC, mit Begleitheft. ●●●●●*
(7007) Wendediskette für Atari ST 520/1040, mit Begleitheft. ●●●●●*

Schnell und sicher zum Führerschein
Tips und Tricks aus 30jähriger-Fahrschul-Praxis. (0921) Von O. Einert, 152 S., 156 Farbfotos, 161 z.T. farb. Zeichnungen, kart. ●●

FALKEN-Software
Schnell und sicher zum Führerschein
Intensivtraining mit dem amtlichen Fragenkatalog
(7011) Diskette für C 64/C 128 PC, mit Begleitheft und Fragenkatalog. ●●●●●*

Videokassette
Gesund durch Gedankenenergie
Heilung im gemeinsamen Kraftfeld
(6035) VHS, 45 Min., in Farbe ●●●●●*

Die neue Lebenshilfe **Biorhythmik**
Höhen und Tiefen der persönlichen Lebenskurven vorausberechnen und danach handeln. (0458) Von W. A. Appel, 157 S., 63 Zeichnungen, Pappband. ●●

Die neuen Erkenntnisse zum Biorhythmus
Individuelle Rhythmogramme für Berufserfolg und Gesundheit, Partnerschaft und Freizeit, Beilage: Tagesformplaner.
(4276) Von H. Bott, 144 S., 35 s/w-Zeichnungen, Pappband. ●●●

So deutet man Träume
Die Bildersprache des Unbewußten. (0444) Von G. Haddenbach, 120 S., kart. ●

Wie Sie im Schlaf das Leben meistern
Schöpferisch träumen
Der Klartraum als Lebenshilfe.
(4258) Von Prof. D. P. Tholey, K. Utecht. 256 S., 1 s/w-Foto, 20 Zeichn., Pbd. ●●●

Frauenträume – Männerträume
und ihre Bedeutung (4198) Von G. Senger, 272 S., mit Traumlexikon, Pappband. ●●●

Falken-Handbuch **Astrologie**
Charakterkunde · Schicksal · Liebe und Beruf · Berechnung und Deutung von Horoskopen · Aszendenttabelle. (4068) Von B.A. Mertz, 342 S., mit 60 erläuternden Grafiken, Pappband. ●●●

Die Magie der Zahlen
So nutzen Sie die Geheimnisse der Numerologie für ihr persönliches Glück mit dem völlig neuen Planetennumeroskop
(4242) Von B.A. Mertz, 224 S., 36 Abbildungen, Pappband. ●●●

I Ging der Liebe
Das altchinesische Orakel für Partnerschaft und Ehe. (4244) Von G. Damian-Knight, 320 S., 64 s/w-Zeichn., Pappband. ●●●

Wahrsagen mit Tarot-Karten
(0482) Von E.J. Nigg, 112 S., 4 Farbtafeln, 52 s/w-Abb., Pappband. ●●

Falken-Handbuch **Kartenlegen**
Wahrsagen mit Tarot-, Skat-, Lenormand- und Zigeunerblättern.
(4226) Von B.A. Mertz, 288 S., 38 Farb- und 108 s/w-Abb. Pappband. ●●●●

Die hier vorgestellten Bücher, Videokassetten und Software sind in folgende Preisgruppen unterteilt:

● Preisgruppe bis DM 10,–/S 79,–/Fr.10
●● Preisgruppe über DM 10,– bis DM 20,– S 80,– bis S 160,– Fr. 10,– bis Fr. 18,70
●●● Preisgruppe über DM 20,– bis DM 30,– S 161,– bis S 240,– Fr. 18,70 bis Fr. 27,70
●●●● Preisgruppe über DM 30,– bis DM 50,– S 241,– bis S 400,– Fr. 27,70 bis Fr. 46,–
●●●●● Preisgruppe über DM 50,–/S 401,–/Fr.46,–
*(unverbindliche Preisempfehlung)

Die Preise entsprechen dem Status beim Druck dieses Verzeichnisses (s. Seite 1) – Änderungen, im besonderen der Preise, vorbehalten –

Falken-Verlag GmbH · Postfach 1120 FALKEN D-6272 Niedernhausen/Ts. · Tel.: 06127/7020

Weissagen, Hellsehen, Kartenlegen ...
Wie jeder die geheimen Kräfte ergründen und für sich nutzen kann. (4153) Von G. Haddenbach, 192 S., 40 Zeichnungen, Pappband. ●●

Selbst Wahrsagen mit Karten
Die Zukunft in Liebe, Beruf und Finanzen. (0404) Von R. Koch, 80 S., 252 Abb., Pappband. ●●

Was sagt uns das Horoskop?
Praktische Einführung in die Astrologie. (0655) Von B.A. Mertz, 176 S., 25 Zeichnungen, kart. ●

Die 12 Tierzeichen im chinesischen Horoskop
(0423) Von G. Haddenbach, 128 S., Pappband. ●

Aztekenhoroskop
Deutung von Liebe und Schicksal nach dem Aztekenkalender. (0543) Von C.-M. und R. Kerler, 160 S., 20 Zeichnungen, Pappband. ●

Das Super-Horoskop
Der neue Weg zur Deutung von Charkter, Liebe und Schicksal nach chinesischer und abendländischer Astrologie. (0465) Von G. Haddenbach, 175 S., kart. ●

Die 12 Sternzeichen
Charakter, Liebe und Schicksal. (0385) Von G. Haddenbach, 160 S., Pappband. ●●

Liebeshoroskop für die 12 Sternzeichen
Alles über Chancen, Beziehungen, Erotik, Zärtlichkeit, Leidenschaft. (0587) Von G. Haddenbach, 144 S., 11 Zeichnungen, kart. ●

Sternstunden
für Liebe, Glück und Geld, Berufserfolg und Gesundheit. Das ganz persönliche Mitbringsel für **Widder** (0621), **Stier** (0622), **Zwillinge** (0623), **Krebs** (0624), **Löwe** (0625), **Jungfrau** (0626), **Waage** (0627), **Skorpion** (0628), **Schütze** (0629), **Steinbock** (0630), **Wassermann** (0631), **Fische** (0632) Von L. Cancer, 62 S., durchgehend farbig, Zeichnungen, Pappband. ●

Humor und Unterhaltung

Heitere Vorträge
(0528) Von E. Müller, 128 S., 14 Zeichnungen, kart. ●

Die große Lachparade
Neue Texte für heitere Vorträge und Ansagen. (0188) Von E. Müller, 80 S., kart. ●

So feiert man Feste fröhlicher
Heitere Vorträge und Gedichte. (0098) Von Dr. Allos, 96 S., 15 Abb., kart. ●

Heitere Vorträge und witzige Reden
Lachen, Witz und gute Laune. (0149) Von E. Müller, 104 S., 44 Abb., kart. ●

Vergnügliches Vortragsbuch
(0091) Von J. Plaut, 192 S., kart. ●

Lustige Vorträge für fröhliche Feiern
(0284) Von K. Lehnhoff, 96 S., kart. ●

Da lacht das Publikum
Neue lustige Vorträge für viele Gelegenheiten. (0716) Von H. Schmalenbach, 96 S., kart. ●

Und wieder lacht das Publikum
Neue Vorträge und Sketche (0982) Von H. Schmalenbach, 112 S., kart. ●

Humor und gute Laune
Ein heiteres Vortragsbuch. (0635) Von G. Wagner, 112 S., 5 Zeichnungen, kart. ●

Humor und Stimmung
Ein heiteres Vortragsbuch. (0460) Von G. Wagner, 112 S., kart. ●

Gereimte Vorträge
für Bühne und Bütt. (0567) Von G. Wagner, 96 S., kart. ●

Narren in der Bütt
Leckerbissen aus dem rheinischen Karneval. (0216) Zusammengestellt von T. Lücker, 112 S., kart. ●

Damen in der Bütt
Scherze, Büttenreden, Sketche. (0354) Von T. Müller, 136 S., kart. ●

Rings um den Karneval
Karnevalsscherze und Büttenreden. (0130) Von Dr. Allos, 144 S., 2 Zeichnungen, kart. ●●

Wir feiern Karneval
Festgestaltung und Reden für die närrische Zeit. (0904) Von M. Zweigler, 120 S., 7 Zeichnungen, kart. ●

Helau und Allaf 1
Närrisches aus der Bütt. (0304) Von E. Müller, 112 S., 4 Zeichnungen, kart. ●

Helau und Allaf 2
Neue Büttenreden für Sie und Ihn. (0477) Von E. Luft, 96 S., kart. ●

Helau und Allaf 3
Neue Reden für die Bütt. (0832) Von H. Fauser, 112 S., 13 Zeichnungen, kart. ●

Helau und Alaaf 4
Neue Büttenreden für Sie und Ihn (0983) Hrsg. H. Fauser, 96 S., 15 s/w-Zeichn., zahlreiche Vignetten, kart. ●

Locker vom Hocker
Witzige Sketche zum Nachspielen. (4262) Von W. Giller, 144 S., 41 Zeichnungen, Pappband. ●●

Sketche und Blackouts zum Nachspielen
(0941) Von E. Cohrs, 112 S., 12 Zeichnungen, kart. ●

Sketche und spielbare Witze
für bunte Abende und andere Feste. (0445) Von H. Friedrich, 112 S., 7 Zeichnungen, kart. ●

Sketche
Kurzspiele zu amüsanter Unterhaltung. (0247) Von M. Gering, 132 S., 16 Abb., kart., ●

Vorhang auf!
Neue Sketche für jung und alt. (0898) Von H. Pillau, 96 S., 22 Zeichnungen, kart. ●

Fidele Sketche und heitere Vorträge
Humor zum Nachspielen. (0157) Von H. Ehnle. 96 S., kart. ●

Witzige Sketche zum Nachspielen
(0511) Von D. Hallervorden, 112 S., kart. ●●

Tolle Sketche
mit zündenden Pointen – zum Nachspielen. (0656) Von E. Cohrs, 112 S., kart. ●

Vergnügliche Sketche
(0476) Von H. Pillau, 96 S., 7 Zeichn., kart. ●

Lustige Sketche
Kurze Theaterstücke für Jungen und Mädchen (0669) Von U. Lietz, U. Lange, 96 S., kart. ●

Spielbare Witze für Kinder
(0824) Von H. Schmalenbach, 112 S., 30 Zeichnungen, kart. ●

Phantasievolles Schminken
Verzauberte Gesichter für Maskeraden, Laienspiel und Kinderfeste. (0907) Hrsg. Von Y. u. H. Nadolny, 64 S., 227 Farbf., kart. ●●

Das große Hausbuch des Humors
(4421) Hrsg. Von E. Heinold, R. Kempowski, 512 S., 286 Abbildungen, Pappband. ●●●

Witze
Lachen am laufenden Band (4241) Von J. Burkert, D. Kroppach; 400 S., 41 Zeichnungen, Pappband. ●●

Die besten Witze und Cartoons des Jahres 5
(0642) Hrsg. Von K. Hartmann, 288 S., 88 Zeichnungen, Pappband. ●●

Die besten Witze und Cartoons des Jahres 6
(0916) Hrsg. Von D. Kroppach, 288 S., 84 Zeichnungen, Pappband. ●●

Die besten Witze und Cartoons des Jahres 7
(0986) Von V.K. Stranimaier, L. Spangler, 288 S., 93 Cartoons, Pappband. ●●

Die besten Kalauer
(0705) Von K. Frank, 112 S., 12 Zeichnungen, kart. ●

Fred Metzlers Witze mit Pfiff
(0368) Von F. Metzler, 112 S., kart. ●

Robert Lembkes Witzauslese
(0325) Von Robert Lembke, 160 S., 10 Zeichnungen von E. Köhler, Pappband. ●●

Die besten Beamtenwitze
(0574) Von W. Pröve, 80 S., 39 Zeichnungen, kart. ●

Horror zum Totlachen
Gruselwitze
(0536) Von F. Lautenschläger, 96 S., 44 Zeichnungen, kart. ●

Herrenwitze
(0589) Von G. Wilhelm, 112 S., 31 Zeichnungen, kart. ●

O frivol ist mir am Abend
Pikante Witze von Fred Metzler. (0388) Von F. Metzler, 128 S., mit Karikaturen, kart. ●

Witze am laufenden Band
(0461) Von F. Asmussen, 118 S., kart. ●

Die besten Ostfriesenwitze
(0495) Von O. Freese, 80 S., 15 Zeichnungen, kart. ●

Spaßvögel
Über sexhundert komische Nummern. (0888) Von E. Zeller, mit Limericks Von W. Müller, 220 S., 200 Vignetten, kart. ●

Total bescheuert
Kinder- und Schülerwitze. (0889) Von G. Geßner und E. Zeller, 220 S., 200 Vignetten, kart. ●

Die hier vorgestellten Bücher, Videokassetten und Software sind in folgende Preisgruppen unterteilt:

● Preisgruppe bis DM 10,–/S 79,–/Fr.10
●● Preisgruppe über DM 10,– bis DM 20,– S 80,– bis S 160,– Fr. 10,– bis Fr. 18,70
●●● Preisgruppe über DM 20,– bis DM 30,– S 161,– bis S 240,– Fr. 18,70 bis Fr. 27,70
●●●● Preisgruppe über DM 30,– bis DM 50,– S 241,– bis S 400,– Fr. 27,70 bis Fr. 46,–
●●●●● Preisgruppe über DM 50,–/S 401,–/Fr.46,–
*(unverbindliche Preisempfehlung)

Die Preise entsprechen dem Status beim Druck dieses Verzeichnisses (s. Seite 1) – Änderungen, im besonderen der Preise, vorbehalten –

Heller Wahnwitz
(0887) Von D. Kroppach, 220 S., 200 Vignetten, kart. ●

Die Kleidermotte ernährt sich von nichts, sie frißt nur Löcher
Stilblüten, Sprüche und Widersprüche aus Schule, Zeitung, Rundfunk und Fernsehen. (0738) Von P. Haas, D. Kroppach, 112 S., zahlreiche Abb. kart. ●

Witzig, witzig
(0507) Von E. Müller, 128 S., 16 Zeichnungen, kart. ●

Die besten Kinderwitze
(0757) Von K. Rank, 112 S., 28 Zeichnungen, kart. ●

Ich lach mich kaputt! Die besten Kinderwitze
(0545) Von E. Hannemann, 96 S., 10 Zeichnungen, kart. ●

Lach mit!
Witze für Kinder, gesammelt von Kindern. (0468) Von W. Pröve, 96 S., 17 Zeichnungen, kart. ●

Spiele und Denksport

Kartenspiele
(2001) Von C.D. Grupp, 144 S., kart. ●

Neues Buch der siebzehn und vier Kartenspiele
(0095) Von K. Lichtwitz, 96 S., kart. ●

Alles über Pokern
Regeln und Tricks. (2024) Von C.D. Grupp, 112 S., 29 Kartenbilder, kart. ●

Rommé und Canasta
in allen Variationen. (2025) Von C.D. Grupp, 88 S., 24 Zeichnungen, kart. ●

Schafkopf, Doppelkopf, Binokel, Cego, Tarock und andere Stammtischspiele. (2015) Von C.D. Grupp, 112 S., kart. ●●

Black Jack
Regeln und Strategien des Kasinospiels. (2032) Von K. Kelbratowski, 88 S., kart. ●

Das Skatspiel
Eine Fibel für Anfänger. (0206) Von K. Lehnhoff, 96 S., kart. ●

Spielend Skat lernen
unter freundlicher Mitarbeit des Deutschen Skatverbandes. (2005) Von Th. Krüger, 156 S., 181 s/w-Fotos, 22 Zeichn., kart. ●

Falken-Handbuch **Patiencen**
Die 111 interessantesten Auslagen. (4151) Von U.v.Lyncker, 216 S., 108 Abbildungen, Pappband. ●●●

Patiencen
in Wort und Bild. (2003) Von I. Wolter-Rosendorf, 120 S., kart. ●

Neue Patiencen
(2036) Von H. Sosna, 160 S., 43 Farbtafeln, kart. ●●

Herausforderung im Bridge
200 Aufgaben mit Lösungen. (2033) Von V. Mollo, 152 S., kart. ●●

Falken-Handbuch **Bridge**
Von den Grundregeln zum Turnierspiel. (4092) Von W. Voigt und K. Ritz, 280 S., 792 Zeichnungen, gebunden. ●●●●

Spielend Bridge lernen
(2012) Von J. Weiss, 96 S., 58 Zeichnungen, kart. ●

Präzisions-Treff im Bridge
(2037) Von E. Jannersten, 152 S., kart. ●●

Spieltechnik im Bridge
(2004) Von V. Mollo und N. Gardener, deutsche Adaption Von D. Schröder, 152 S., kart. ●●

Besser Bridge spielen
Reiztechnik, Spielverlauf und Gegenspiel. (2026) Von J. Weiss, 144 S., 60 Diagramme, kart. ●●

Kartentricks
(2010) Von T.A. Rosee, 80 S., 13 Zeichnungen, kart. ●

Neue Kartentricks
(2027) Von K. Pankow, 104 S., 20 Abb., kart. ●

Das japanische Brettspiel Go
(2020) Von W. Dörholt, 104 S., 182 Diagramme, kart. ●

Mah-Jongg
Das chinesische Glücks-, Kombinations- und Gesellschaftsspiel. (2030) Von U. Eschenbach, 80 S., 30 s/w-Fotos, 5 Zeichn., kart. ●

Backgammon
für Anfänger und Könner. (2008) Von G.W. Fink und G. Fuchs, 104 S., 41 Abb., kart. ●

Das Backgammon-Handbuch
(4422) Von E. Heyken, M.B. Fischer, 232 S., 400 Abbildungen, Pappband. ●●●●

Würfelspiele
für jung und alt. (2007) Von F. Pruss, 112 S., 21 s/w-Zeichnungen, kart. ●

Roulette richtig gespielt
Systemspiele, die Vermögen brachten. (0121) Von M. Jung, 96 S., zahlreiche Tabellen, kart. ●

Spielend Roulette lernen
(2034) Von E.P. Caspar, 152 S., 1 s/w-Foto, 45 Zeichnungen, kart. ●●

Gesellschaftsspiele
für drinnen und draußen. (2006) Von H. Görz, 112 S., kart. ●

Spiele für Party und Familie
(2014) Von Rudi Carrell, 80 S., 22 Zeichnungen kart. ●

Neue Spiele für ihre Party
(2022) Von G. Blechner, 120 S., 54 Zeichnungen, kart. ●

Lustige Tanzspiele und Scherztänze
für Partys und Feste. (0165) Von E. Bäulke, 80 S., 53 Abb. kart. ●

Magische Zaubereien
(0672) Von W. Widenmann, 64 S., 31 Zeichnungen, kart. ●

Zaubertricks für jedermann
(0282) Von J. Merlin, 176 S., 113 Abb., kart. ●●

Zaubern
einfach – aber verblüffend. (2018) Von D. Bouch, 84 S., 41 Zeichnungen, kart. ●

Scherzfragen, Drudel und Blödeleien
gesammelt von Kindern. (0506) Hrsg. von W. Pröve, 80 S., 57 Zeichnungen, kart. ●

Kinderspiele
die Spaß machen. (2009) Von H. Müller-Stein, 104 S., 28 Abb., kart. ●

Spiele für Kleinkinder
(2011) Von D. Kellermann, 80 S., 23 Abb., kart. ●

Spiel und Spaß am Krankenbett
für Kinder und die ganze Familie. (2035) Von H. Bücken, 96 S., 97 Zeichnungen, kart. ●

Guten Tag, Kinder!
Neue Texte mit Spielanleitungen fürs Kasperletheater. (0861) Von U. Lietz, 96 S., 18 s/w-Zeichnungen, kart. ●

Kasperletheater
Spieltexte und Spielanleitungen · Basteltips für Theater und Puppen. (0641) Von U. Lietz, 114 S., 4 Farbtafeln, 12 s/w-Fotos, 39 Zeichnungen, kart. ●

Kindergeburtstage, die keiner vergißt
Planung, Gestaltung, Spielvorschläge. (0698) Von G. und G. Zimmermann, 104 S., 80 Vignetten, kart. ●

Kindergeburtstag
Vorbereitung, Spiel und Spaß. (0287) Von Dr. I. Obrig, 136 S., 40 Abb., 11 Zeichnungen, 9 Lieder mit Noten, kart. ●

Kinderfeste
daheim und in Gruppen. (4033) Von G. Blechner, 240 S., 320 Abb., kart. ●●

Das Geheimnis der magischen Ringe
Alles über das Puzzle vom Würfel-Erfinder. Die schönsten Figuren. (0878) Von Dr. Ch. Bandelow, 96 S., 198 Zeichnungen, 8 Cartoons, kart. ●

Die schnellste Lösung und zahllose Varianten
Rubik's C·L·O·C·K™
Genehmigte Ausgabe
(1019) Von J. Trajber, 64 S., 149 Zeichnungen, kart. ●

Knobeleien und Denksport
(2019) Von K. Rechberger, 142 S., 105 Zeichnungen, kart. ●

Quiz
Mehr als 1500 ernste und heitere Fragen aus allen Gebieten. (0129) Von R. Sautter und W. Pröve, 92 S., 9 Zeichnungen, kart. ●

Das Super-Kreuzwort-Rätsel-Lexikon
Über 150.000 Begriffe. (4279) Von H. Schiefelbein, 688 S., Pappband. ●●

500 Rätsel selberraten
(0681) Von E. Krüger, 272 S., kart. ●

501 Rätsel selberraten
(0711) Von E. Krüger, 272 S., kart. ●

Riesen-Kreuzwort-Rätsel-Lexikon
über 250.000 Begriffe. (4197) Von H. Schiefelbein, 1024 S., Pappband. ●●●

Die hier vorgestellten Bücher, Videokassetten und Software sind in folgende Preisgruppen unterteilt:

Preisgruppe bis DM 10,–/S 79,–/Fr.10
● Preisgruppe über DM 10,– bis DM 20,– S 80,– bis S 160,– Fr. 10,– bis Fr. 18,70
●● Preisgruppe über DM 20,– bis DM 30,– S 161,– bis S 240,– Fr. 18,70 bis Fr. 27,70
●●●● Preisgruppe über DM 30,– bis DM 50,– S 241,– bis S 400,– Fr. 27,70 bis Fr. 46,–
●●●●● Preisgruppe über DM 50,–/S 401,–/Fr.46,–
*(unverbindliche Preisempfehlung)

Die Preise entsprechen dem Status beim Druck dieses Verzeichnisses (s. Seite 1) – Änderungen, im besonderen der Preise, vorbehalten –

Computer-Bücher und Software

FALKEN Computer Lexikon
(4185) 312 S., 173 s/w-Fotos, Pbd. ●●●

Computer-Grundwissen
Eine Einführung in Funktion und Einsatzmöglichkeiten. (4302) Von W. Bauer, 176 Seiten, 193 Farb- und 12 s/w-Fotos, 37 Computergrafiken, kart. ●●● (4301) Pbd. ●●●●

Grundwissen Informationsverarbeitung
(4314) Von H. Schiro, 312 S., 59 s/w-Fotos, 133 s/w-Zeichnungen, Pappband. ●●●●●

Computergrafik
Von den Grundlagen bis zum perfekten 3 D-Programm. (4319) Von A. Brück, 296 S., 20 Farbtafeln, 180 s/w-Grafiken, 50 s/w-Zeichn., 83 Listings, Pappband. ●●●●●

Die tägliche PC-Praxis
Anwendungshilfen, Programme und Erweiterungen für MS-DOS-Computer
(4322) Von A. Görgens, 224 S., 25 Abbildungen, kart. ●●●●

Microsoft Word
Textverarbeitung, MailMerge und Desktop Publishing im Selbststudium
Für alle Versionen bis 4.0
(4328) Von A. Görgens, 160 S., 120 Abbildungen, kart. ●●●●

WORDSTAR 2000
Textverarbeitung für Einsteiger und Profis
Mit erprobten Anwendungen aus der Praxis.
(4317) Von D. Nasser, 200 S., 9 s/w-Fotos, 3 Zeichnungen, kart. ●●●●●

dBase III
Einführung für Einsteiger und Nachschlagewerk für Profis. (4310) Von J. Brehm, G.A. Karl, 211 S., 23 Abb., kart. ●●●●●

dBASE III PLUS dBASE IV
Der einfache Weg zur individuell programmierten Datenbank
Mit Tutor-Diskette
(4326) Von P. Vogel, Th. Kregeloh, M. Hofmann, 272 S., 63 Abb., kart. ●●●●●

Open Access II
Textverarbeitung, Kalkulation und Datenverarbeitung im Selbststudium
(4327) Von A. Görgens, 184 S., 108 Abbildungen, kart. ●●●●

Textverarbeitung mit Home- und Personal-Computern
Systeme – Vergleiche – Anwendungen.
(4316) Von A. Görgens, 128 S., 49 s/w-Fotos, kart. ●●●●

Drucker und Plotter
Text und Grafik für Ihren Computer.
(4315) Von K.-H. Koch, 192 S., 12 Farbtafeln, 5 s/w-Fotos, kart. ●●●●

WordStar Praxis professionell
Für die Versionen 3.4/3.45/4.0
Erweiterungen · Praxis-Tips · Datenaustausch · Desktop Publishing. (4324) Von A. Görgens, 172 S., 2 s/w-Fotos, 2 s/w- Zeichnungen, 116 s/w-Grafiken, kart. ●●●●

Desktop Publishing
Setzen und Drucken auf dem Schreibtisch.
(4323) Von A. Görgens, 120 S., 11 s/w-Fotos, 72 Zeichnungen, kart. ●●●

Einführung in die Programmiersprache BASIC.
(4303) Von S. Curran und R. Curnow, 192 S., 92 Zeichnungen, kart. ●●

Intelligenz in BASIC
für Schneider CPC 464/664/6128. Mit Diskette 3''. (4320) Von K.-H. Koch, 160 S., 14 Zeichnungen, kart. ●●●●●

Garantiert BASIC lernen mit dem C 128
Mit kompletter Kurs-Diskette
(4321) Von A. Görgens, 288 S., 4 s/w-Fotos, 83 Zeichnungen, kart. ●●●●

Lernen mit dem Computer.
(4304) Von S. Curran und R. Curnow, 144 S., 34 Zeichnungen, Spiralbindung, ●●

Heimcomputer-Bastelkiste
Messen, Steuern, Regeln mit C 64-, Apple II-, MSX-, TANDY-, MC-, Atari- und Sinclair-Computern. (4309) Von G.A. Karl, 256 S., 160 Zeichnungen, kart. ●●●●

Schach mit dem Computer
(0747) Von D. Frickenschmidt, 140 S., 112 Diagramme, 29 s/w-Fotos, 5 Zeichnungen, kart. ●●

Bestellschein

Erfüllungsort und Gerichtsstand für Vollkaufleute ist der jeweilige Sitz der Lieferfirma. Für alle übrigen Kunden gilt dieser Gerichtsstand für das Mahnverfahren. Falls durch besondere Umstände Preisänderungen notwendig werden, erfolgt Auftragserledigung zu dem bei der Lieferung gültigen Preis.
Ich bestelle hiermit aus dem Falken-Verlag GmbH, Postfach 11 20, D-6272 Niedernhausen/Ts., durch die Buchhandlung:

Ex. ______

Ex. ______

Ex. ______

Ex. ______

Name: ______

Straße: ______ Ort: ______

Datum ______ Unterschrift: ______

Die hier vorgestellten Bücher, Videokassetten und Software sind in folgende Preisgruppen unterteilt:

● Preisgruppe bis DM 10,–/S 79,–/Fr.10
●● Preisgruppe über DM 10,– bis DM 20,– S 80,– bis S 160,– Fr. 10,– bis Fr. 18,70
●●● Preisgruppe über DM 20,– bis DM 30,– S 161,– bis S 240,– Fr. 18,70 bis Fr. 27,70
●●●● Preisgruppe über DM 30,– bis DM 50,– S 241,– bis S 400,– Fr. 27,70 bis Fr. 46,–
●●●●● Preisgruppe über DM 50,–/S 401,–/Fr.46,–
*(unverbindliche Preisempfehlung)

Die Preise entsprechen dem Status beim Druck dieses Verzeichnisses (s. Seite 1) – Änderungen, im besonderen der Preise, vorbehalten –

Falken-Verlag GmbH · Postfach 1120 FALKEN D-6272 Niedernhausen/Ts. · Tel.: 06127/7020